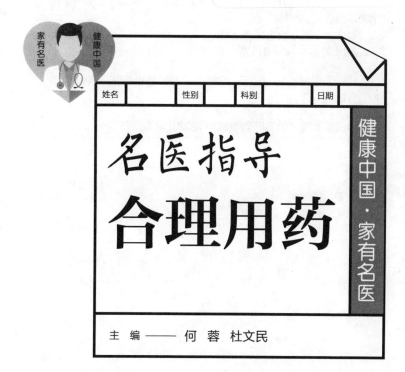

| 姓名 | | 性别 | | 科别 | | 日期 | |

名医指导
合理用药

健康中国·家有名医

主 编——何 蓉 杜文民

上海科学技术文献出版社
Shanghai Scientific and Technological Literature Press

图书在版编目（CIP）数据

名医指导合理用药 / 何蓉，杜文民主编 . —上海：上海科学技术文献出版社，2020
（健康中国·家有名医丛书）
ISBN 978-7-5439-8117-1

Ⅰ . ①名… Ⅱ . ①何…②杜… Ⅲ . ①用药法—普及读物
Ⅳ . ① R452-49

中国版本图书馆 CIP 数据核字 (2020) 第 053953 号

策划编辑：张　树
责任编辑：付婷婷　张亚妮
封面设计：樱　桃

名医指导合理用药
MINGYI ZHIDAO HELI YONGYAO
主编　何　蓉　杜文民
出版发行：上海科学技术文献出版社
地　　址：上海市长乐路 746 号
邮政编码：200040
经　　销：全国新华书店
印　　刷：常熟市人民印刷有限公司
开　　本：650×900　1/16
印　　张：12.25
字　　数：127 000
版　　次：2020 年 7 月第 1 版　2020 年 7 月第 1 次印刷
书　　号：ISBN 978-7-5439-8117-1
定　　价：30.00 元
http://www.sstlp.com

"健康中国·家有名医"丛书总主编简介

王 韬

同济大学附属东方医院主任医师、教授、博士生导师，兼任上海交通大学媒体与传播学院健康与医学传播研究中心主任。创立了"达医晓护"医学传播智库和"智慧医典"健康教育大数据平台；提出了"医学传播学"的学科构想并成立"中国医学传播学教学联盟"。任中国科普作家协会医学科普创作专委会主任委员、应急安全与减灾科普专委会常务副主任委员、中华预防医学会灾难预防医学分会秘书长。全国创新争先奖、国家科技进步奖二等奖、上海市科技进步奖一等奖、中国科协"十大科学传播人物"获得者。"新冠"疫情期间担任赴武汉国家紧急医学救援队（上海）副领队。

李校堃

微生物与生物技术药学专家，中国工程院院士，教授、博士生导师，温州医科大学党委副书记、校长、药学学科带头人，基因工程药物国家工程研究中心首席专家。于1992年毕业于白求恩医科大学，1996年获中山医科大学医学博士学位。2005年入选教育部新世纪优秀人才，2008年受聘为教育部"长江学者奖励计划"特聘教授，2014年入选"万人计划"第一批教学名师。长期致力于以成纤维细胞生长因子为代表的基因工程蛋白药物的基础研究、工程技术和新药研发、临床应用及转化医学研究，在国际上首次将成纤维细胞生长因子开发为临床药物。先后获得国家技术发明奖二等奖、国家科技进步奖二等奖等，发表论文200余篇。

"健康中国·家有名医" 丛书编委会

丛书总主编:

王　韬　　中国科普作家协会医学科普创作专委会主任委员
　　　　　主任医师、教授
李校堃　　温州医科大学校长、中国工程院院士

丛书副总主编:

方秉华　　上海申康医院发展中心党委副书记、主任医师、教授
唐　芹　　中华医学会科学技术普及部、研究员

丛书编委:

马　骏　　上海市同仁医院院长、主任医师
卢　炜　　浙江传媒学院电视艺术学院常务副院长、副书记
冯　辉　　上海中医药大学附属光华医院副院长、主任医师
孙　烽　　中国科普作家协会医学科普创作专委会秘书长、副教授
李本乾　　上海交通大学媒体与传播学院院长、教育部"长江学者"
　　　　　特聘教授
李江英　　上海市红十字会副会长
李　红　　福建省立医院党委副书记、主任护师、二级教授
李春波　　上海交通大学医学院附属精神卫生中心副院长
　　　　　上海交通大学心理与行为科学研究院副院长、主任医师
李映兰　　中南大学湘雅护理学院副院长、主任护师
杨海健　　黄浦区卫健委副主任、副主任医师
吴晓东　　上海市卫生人才交流服务中心主任
汪　妍　　上海电力医院副院长、主任医师

汪　胜	杭州师范大学医学院副院长、副教授
宋国明	上海市第一人民医院党委副书记、纪委书记、副研究员
张春芳	上海市浦东新区医疗急救中心副主任
张雯静	上海市中医医院党委副书记、主任医师
林炜栋	上海交通大学护理学院副院长（主持工作）、主任医师
罗　力	复旦大学公共卫生学院党委书记、教授
周行涛	复旦大学附属眼耳鼻喉科医院院长、主任医师、教授
赵燕萍	复旦大学附属闵行医院（上海市闵行区中心医院）党委书记、主任医师
唐　琼	上海市计划生育协会驻会副会长
陶敏芳	上海市第六人民医院副院长、主任医师、教授
桑　红	长春市第六医院院长兼党委书记、主任医师、教授
盛旭俊	海南省澄迈县人民医院执行院长、副主任医师 上海交通大学医学院附属新华医院医务部副主任
韩　静	同济大学附属东方医院应急管理办公室副主任、副教授
颜　萍	新疆医科大学护理学院院长、主任护师
薄禄龙	海军军医大学长海医院麻醉学部主任助理、副主任医师副教授

总　序

健康是人生最宝贵的财富,然而疾病却是绕不开的话题。2020 年中国人民共同经历了一场战"疫",本应美如画卷的春天,被一场突如其来的疫情打破。这让更多人认识到健康的重要性,也激发了全社会健康意识的觉醒。

现代社会快节奏和高强度的生活方式,使我们常常处于亚健康状态。美食诱惑、运动不足、嗜好烟酒,往往导致肥胖,诱发高血压、高血脂、高血糖、高尿酸乃至冠心病、脑卒中,甚至损伤肺功能,造成肾功能衰退,而久病卧床又会造成肺炎、压疮、下肢血管栓塞等衍生疾病……凡此种种,严重影响人们的健康生活。

"经济要发展,健康要上去"是每个老百姓的追求,健康是人们最具普遍意义的美好生活需要。鉴于此,上海科学技术文献出版社策划出版了"健康中国·家有名医"丛书。丛书作者多为上海各三甲医院临床一线专科医生,遴选临床常见病、多发病,为广大读者提供一套随时可以查阅的医学科普读物。

如今,在国内抗"疫"获得阶段性胜利的情况下,全国各地逐渐复工复产,医务人员和出版人也在用自己的实际行动响应政府号召。上海科学技术文献出版社精心打造的这套丛书,为全社会健康保驾护航,让大众在疫情后期更加关注基础疾病的治疗,提高机体免疫力,在这场战"疫"取得全面胜利的道路上多占

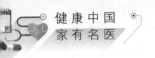
得一些先机,也希望人们可以早日恢复健康生活。

　　本丛书秉承上海科学技术文献出版社曾经出版的"挂号费"丛书理念,作为医学科普读物,为广大读者详细介绍了各类常见疾病发病情况,疾病的预防、治疗,生活中的饮食、调养,疾病之间的关系,治疗的误区,患者的日常注意事项等。其内容新颖、系统、实用,适合患者、患者家属及广大群众阅读,对医生临床实践也具有一定的参考价值。本丛书版式活泼大气、文字舒展,采用一问一答的形式,逻辑严密、条理清晰,方便阅读,也便于读者理解;行文深入浅出,对晦涩难懂的术语采用通俗表达,降低阅读门槛,方便读者获取有效信息,是可以反复阅读、随时查询的家庭读物,宛若一位指掌可取的"家庭医生"。

　　本丛书的创作团队,既是抗"疫"的战士,也是健康生活的大使。作为国家紧急医学救援队的一员,从武汉方舱医院返回上海的第一时间能够看到丛书及时出版,我甚是欣慰。衷心盼望丛书可以让大众更了解疾病、更重视健康、更懂得未病先防,为健康中国事业添砖加瓦。

王　韬

中国科普作家协会医学科普创作专委会主任委员

赴武汉国家紧急医学救援队(上海)副领队

2020 年 4 月 3 日于上海

目 录

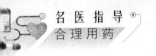

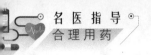

感冒退热药

流行性感冒与普通感冒用药有何不同

流行性感冒,简称流感,容易与普通感冒混淆,两者都是由病毒感染呼吸道引起的,但它们是两种不同的疾病。普通感冒30%～50%是由鼻病毒引起的,任何季节都可以发病,特点是散发性不引起流行;流感是由流感病毒引起的,特点是具有流行性。流感的发病季节多在晚秋和冬天,其症状非常典型,一发病即出现高热,常达39℃以上,伴有寒战、肌肉酸痛、头痛、咽痛、乏力;而普通感冒则鼻塞流涕明显,也可发热,但体温不会太高,头痛、咽痛、咳嗽比较轻微。

治疗流行性感冒选药应注意什么

流感的药物治疗主要分为三类:一类是抗病毒治疗,如复方胺酚烷胺、金刚乙胺。二类是对症治疗,如解热镇痛药对乙酰氨基酚治疗发热、周身酸痛、头痛,盐酸伪麻黄碱消除鼻黏膜充血水肿治疗鼻塞,抗过敏药马来酸氯苯那敏减轻打喷嚏、流泪等,氢溴酸右美沙芬减轻咳嗽。三类是抗菌治疗,值得注意的是,如

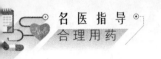

果流感没有继发细菌感染,如扁桃体炎、细菌性肺炎等则无须使用抗菌治疗。

目前市售的感冒药大多是几种药物成分的组合,如美息伪麻(白加黑)、复方氨酚烷胺(快克)、双扑伪麻(银得菲)、复方氨酚葡锌(康必得)等。以上药物治疗流感都可以选用,但含有化学成分的抗流感西药、中西合剂不可两种同时服用,因为同服会增加毒性和不良反应。

治疗感冒、流感的中成药一般具有抗病毒、抗菌消炎、退热等多种作用,如连花清瘟胶囊。流感患者往往体内毒火很盛,像清开灵胶囊(颗粒)、双黄连片(注射液)、清热解毒口服液、银黄胶囊等都具有很好的清内火作用,况且中成药具有毒性和不良反应小的特点,更方便患有其他疾病的患者选用。2020年2月,连花清瘟胶囊(颗粒)、疏风解毒胶囊(颗粒)、金花清感颗粒列入国家卫生健康委员会《新型冠状病毒肺炎诊疗方案(试行第六版)》。

治疗流感选用含有化学成分的西药合用一种甚至两种抗流感的中成药效果最佳,治疗流感的西药可以与任何一种治流感的中成药同服,可以加强治疗作用。

特殊人群选药应注意什么

孕妇及哺乳期妇女患流感后,应在医生指导下尽量选用中成药或中药治疗。糖尿病、高血压、心脏病、肾病患者尽量不选用对肝肾功能有损害的抗流感药。抑郁症、精神疾病、癫痫患者尽量不选用含有金刚烷胺、金刚乙胺成分的药物。

流行性感冒患者联合用药应注意什么

　　尽量避免联合或连续应用,氨基糖苷类抗生素和利尿剂同用,或几种氨基糖苷类抗生素同用,耳聋性作用明显增加。需联合用药时应掌握其指征。早期发现定期监测,如应用耳毒性药物,要及时发现中毒的早期症状,用药期间如出现高音调耳鸣、耳胀、耳聋、眩晕、恶心、步态不稳等现象应及时停药。

常用感冒药组方有哪些

　　(1) 酚麻美敏片:对乙酰氨基酚(325 mg)、马来酸氯苯那敏(2 mg)、氢溴酸右美沙芬(15 mg)、盐酸伪麻黄碱(30 mg)。

　　(2) 对乙酰氨基酚缓释片:对乙酰氨基酚(650 mg)。

　　(3) 氨酚伪麻美芬片Ⅱ/氨麻苯美片(白片):对乙酰氨基酚(325 mg)、氢溴酸右美沙芬(15 mg)、盐酸伪麻黄碱(30 mg)。

　　(4) 氨酚伪麻美芬片Ⅱ/氨麻苯美片(黑片):对乙酰氨基酚(325 mg)、盐酸苯海拉明(25 mg)、氢溴酸右美沙芬(15 mg)、盐酸伪麻黄碱(30 mg)。

　　(5) 氨酚伪麻美芬片/氨麻美敏片Ⅱ(日片):对乙酰氨基酚(500 mg)、氢溴酸右美沙芬(15 mg)、盐酸伪麻黄碱(30 mg)。

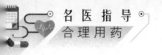

（6）氨酚伪麻美芬片/氨麻美敏片Ⅱ（夜片）：对乙酰氨基酚（500 mg）、马来酸氯苯那敏（2 mg）、氢溴酸右美沙芬（15 mg）、盐酸伪麻黄碱（30 mg）。

（7）复方氨酚烷胺胶囊：对乙酰氨基酚（250 mg）、马来酸氯苯那敏（2 mg）、金刚烷胺（100 mg）、人工牛黄（10 mg）、咖啡因（15 mg）。

（8）复方盐酸伪麻黄碱缓释胶囊：马来酸氯苯那敏（4 mg）、盐酸伪麻黄碱（90 mg）。

（9）复方磷酸可待因溶液（每 10 ml 含量）：马来酸溴苯那敏（4 mg）、磷酸可待因（9 mg）、愈创甘油醚（200 mg）、盐酸麻黄碱（10 mg）。

服用感冒药要注意些什么

（1）从事驾驶、高空作业和精细操作的人员禁用含有氯苯那敏（扑尔敏）、苯海拉明成分的酚麻美敏（泰诺）、复方酚咖伪麻（力克舒）、氯芬黄敏（感冒通）等，以免引起嗜睡、头昏而肇事。

（2）青光眼患者，使用含抗组胺成分的感冒药应格外当心，因为含抗组胺成分的感冒药兼有轻度阿托品样作用，可升高眼压，加重青光眼病情。

（3）消化性溃疡或支气管哮喘患者，不应使用含阿司匹林的感冒药。

（4）甲状腺功能亢进、糖尿病、缺血性心脏病、高血压、前列腺肥大患者，应避免使用含麻黄碱成分的感冒药。

（5）特别要注意的是，不要同时服用组成成分相同或相似的几种感冒药，因为这样可能会引起毒性反应。

治感冒就得用抗菌药的观念对吗

绝大部分感冒是由病毒引起的。流行性感冒一般发热 3～5 天之后，体温逐渐降至正常，若无继发性感染，很快能恢复健康。普通感冒与流行性感冒的区别是发热不高、全身症状轻微，在治疗上对无并发症的大多数患者，只需要简单的对症处理以减轻症状即可，病情轻的可以照常工作或减为轻工作；即使不用任何药物，大约 1 周左右的时间，待人体免疫力恢复后，亦可自愈。病情较重者应注意休息，以热姜汤发汗或多饮开水，发热头痛较重者给予复方阿司匹林片退热，还可用 1% 盐酸麻黄碱滴鼻液，让鼻腔通气功能恢复。老人、小儿、体质虚弱者，可对症选用银翘解毒丸、桑菊感冒片等，病毒性感冒可加用一些抗病毒药物，如盐酸吗啉胍片。

如果没有发生细菌性并发症，则根本没有必要使用抗菌药物，因为对病毒来说抗菌药物是肯定无效的。把抗菌药物当成一种预防药使用无疑是浪费，这种做法只会造成耐药菌株的产生。而且许多抗菌药物有变态（过敏）反应、白细胞减少等严重的不良反应，普通感冒使用抗菌药物只会增加发生这些不良反应的可能性，反而给疾病的治疗带来困难。所以说，治疗感冒必须用抗菌药物才有效果的观念是不正确的。

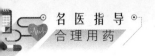
哪些药物对流行性感冒病毒有作用

金刚烷胺和金刚乙胺对流感病毒 A 具有有效的作用,但对其他流感病毒株无效(例如流感病毒 B 和极少见的流感病毒 C),可用于与流感患者有过接触或在流行暴发区(无论是否接种流感疫苗)进行流感病毒 A 感染的季节性预防。下列各组人群可视为对流感病毒无免疫能力并需进行化学性预防:①65 岁以上;②有慢性疾病并长期居住在医疗护理机构(例如疗养院)的人员;③慢性肺疾病(例如哮喘)或心血管病患者;④慢性代谢性疾病、肾衰竭、血红蛋白病或免疫抑制患者;⑤长期服用阿司匹林治疗的儿童(有发生 Reye 综合征的危险)。也可用于治疗流感病毒 A 感染,最好于疾病发作的 48 小时内使用,3～5 天为一个疗程(症状消失后 48～72 小时停药,最长不超过 10 日)。

扎那米韦(zanamivir)是流感病毒 A 和 B 的一种选择性抑制剂,肛内用药或雾化吸入均有效。

对乙酰氨基酚会引起哪些肝损害

过量服用对乙酰氨基酚(扑热息痛)是目前国际上最常见的药物性肝病成因。对乙酰氨基酚中毒的临床表现可分为 3 个阶段。

第一阶段在服药后 24 小时内,患者有轻度恶心呕吐、面色苍白、出汗。

第二阶段为服药后 24～48 小时患者自感稍好(或称为缓解期),但上腹部肝区疼痛,并发现肝功能异常、氨基转移酶明显升高,即出现肝脏坏死的征兆。

第三阶段是 2～4 天后,肝坏死加重,可出现肝性脑病、心肌损害及肾功能衰竭,黄疸明显,凝血时间明显延长。

服用对乙酰氨基酚剂量 15 g 及以上者引起肝毒性的可能性极大。动物实验表明,对乙酰氨基酚的肝毒性呈剂量依赖关系,但在人体不同,个体表现差异较大,如酗酒者就特别容易中毒。总之,过量服用对乙酰氨基酚的肝脏损害差异很大,肝功能可有轻度变化,也可有严重的肝衰竭。

安乃近有哪些不良反应

安乃近系氨基比林和亚硫酸钠相结合的化合物。20 世纪 20 年代开始作为解热镇痛药用于临床迄今已有 1 个世纪。安乃近对胃肠道的刺激虽较小,但可引起以下各种不良反应。

(1)血液方面,可引起粒细胞缺乏症,发生率约 1.1%,急性起病,重者有致命危险,亦可引起自身免疫性溶血性贫血、血小板减少性紫癜、再生障碍性贫血等。

(2)皮肤方面,可引起荨麻疹、渗出性红斑等过敏性表现,严重者可发生剥脱性皮炎、表皮松解症等。

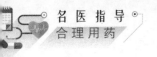

（3）个别病例可发生过敏性休克，甚至导致死亡。

鉴于安乃近的严重不良反应，2020年国家药品监督管理局决定对安乃近片、重感灵片（胶囊）、复方青蒿安乃近片说明书中"不良反应""注意事项"等进行修订。同时规定，安乃近禁用于18岁以下青少年儿童。另外，决定停止安乃近注射液、安乃近氯丙嗪注射液、小儿安乃近灌肠液、安乃近滴剂、安乃近滴鼻液、小儿解热栓在我国的生产、销售和使用，注销药品注册证书（药品批准文号）。

布洛芬有哪些不良反应

布洛芬为非甾体抗炎药，具有解热、镇痛、抗炎的作用。成人长期用药者可出现消化道不良反应，包括消化不良、胃烧灼感、胃痛、恶心呕吐，但出现胃溃疡和消化道出血者极少，也有少量患者出现头痛、嗜睡、眩晕和耳鸣等神经系统不良反应。

儿童对布洛芬耐受性良好，不良事件轻微，主要包括胃肠道症状或皮肤反应。临床研究表明，儿童短期应用布洛芬并不增加严重胃肠道不良事件的危险度。与成人大剂量长期服用布洛芬不同的是，儿童仅短期使用非处方药物（OTC）布洛芬以解热镇痛，更不易产生胃肠道不良事件。

研究表明，儿童短期使用布洛芬导致胃肠道溃疡的发生率极低。目前数据表明，慎重使用布洛芬解热或轻度、中度镇痛并不导致胃肠道不良事件。儿童短期使用布洛芬解热镇痛无显著的肾脏不良事件发生。尚无证据表明健康儿童短期应用布洛芬会增加其肾毒性的危险。然而，布洛芬应禁用于因持续呕吐、腹泻或缺乏液体摄入而导致的脱水患者。

哪些人应慎用阿司匹林

（1）老年人：阿司匹林能引起肾血流减少、肾乳头坏死。老年人使用阿司匹林要注意检查尿常规，如发现尿蛋白或管型尿应立即停药。

（2）儿童：患病毒感染的小儿，应用阿司匹林可并发 Reye 综合征，会出现神经系统症状，且可能很快死亡。儿童要慎用阿司匹林，尤其 3 岁以下的婴幼儿不宜使用。

（3）孕妇：阿司匹林可影响优生，导致胎儿畸形，并且能引起妊娠期或分娩前后阴道出血、妊娠延长、死胎率增加。

（4）肾病、肝病、胃病、糖尿病、哮喘病患者：阿司匹林可影响肾血流量，减少肾小球滤过率，减少钠、水排泄，增加前列腺素代谢，从而引起肾脏损害。长期服用阿司匹林可引起药物性肝炎，严重者还可导致肝功能损害，血氨升高。阿司匹林对胃黏膜有直接腐蚀作用，可引起胃炎、胃溃疡，甚至发生胃出血或胃穿孔。

心脑血管病药物

脑血管病患者怎样合理用药

脑血管疾病包括脑血栓、脑栓塞、脑动脉硬化、脑出血、脑外伤、脑手术后遗症等脑损伤性疾病。目前对这些疾病的治疗还无特效方法,有些经治疗后会遗留下来一些后遗症。此次介绍的脑血管病用药,目的是在改善脑循环,增加脑血流量,改善脑部氧供应,以便帮助恢复或缓解脑血流障碍所造成的症状,如头昏、头痛、耳鸣、血管性头痛、注意力不集中、精神紊乱、记忆力减退、失眠等。这类用药通常用量大、疗程长、见效慢,患者及其家属应耐心坚持用药。但是这些用药毕竟是辅助治疗,因此为预防脑血管疾病的发生,除用药外,患者还要注意生活规律,参加力所能及的体育活动,保持情绪稳定,戒除一切不良生活习惯,如嗜烟酒等。

近年来临床研究发现,多种药物使用不当亦可导致脑卒中发生,药物已成为诱发脑卒中的一个不容忽视的原因。对此有关专家提醒中老年朋友们在服用药物时应提高警惕,不可盲目服用。具体说来,可引起脑卒中的常见药物有以下7类。

(1)降压类药物:长期血压高但又没有发现自己患高血压的人,平时已习惯于在较高血压下维持其脑部血液灌流,一旦发现血压偏高,降压心切,便大量使用降压药物,甚至多种药物同时服用,致使血压在短时间里突然大幅度下降,结果使脑部血供不足,血流缓慢,血液易于凝集。对于已有脑动脉硬化、动脉内膜表面粗糙不平的中老年人,很容易发生脑血栓,堵塞血管,招致缺血性脑卒中。因此,使用降压药物治疗高血压,切不可操之过急,应合理用药,使血压逐渐下降至理想水平。

(2)利尿类药物:呋塞米(速尿)、氢氯噻嗪(双氢克尿塞)等利尿药直接作用于肾脏,促进电解质和水的排出。若中老年人使用利尿类药物剂量过大,尿液排出增多,易使体内水分大量丢失,可导致血液浓缩,黏滞性增加,易导致脑血栓形成。原有脑动脉硬化、血黏度较高的中老年人应慎用利尿类降压药物。

(3)解热镇痛类药物:高热患者往往用解热镇痛类药物,如阿司匹林、对乙酰氨基酚(扑热息痛)等退热,这些药物均是通过大量散热而使体温下降,继而使人大量出汗,失去水分。伴有呕吐、腹泻的中老年人,发汗后致使机体缺水严重,造成血液浓缩,血黏度增加,促使血栓形成。因此,中老年人发热时,最好不服用此类药物,而以物理降温为好。非用不可时,大量出汗之后,应及时通过饮用糖盐水或静脉滴注补液等方法补充水分,切不可大意。

(4)止血药物:中老年人发生出血性疾病时,常应用酚磺乙胺(止血敏)、氨甲苯酸(止血芳酸)、6-氨基己酸、卡巴克洛(安络血)等止血药。这些药物虽然有止血作用,但过量使用易引起血栓形成,阻塞脑血管,导致局部急性缺血,出现脑卒中。特别是脑动脉硬化、血脂偏高的中老年人,血液更易凝固形成血栓。因

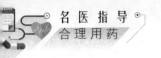

此,有血栓形成倾向性血管疾病的患者应禁用此类药物。

（5）抗凝药物：心脏瓣膜病已行机械瓣膜置换或有心房颤动的患者，多需要长期甚至终身服用抗凝药如华法林等。若抗凝药用量过大，容易引起脑溢血。因此，在服用抗凝药时，一定要加强凝血功能的检测，以防发生意外。

（6）镇静药物：许多镇静、安眠药物如氯丙嗪、水合氯醛等，在起镇静作用的同时，也可抑制心脏，扩充血管；如用之不当，特别是超量服用时，可引起血压下降，影响大脑血流量，形成血栓，堵塞血管而发生脑卒中。

（7）滋补保健：中药如人参等，患有高血压的中老年人长期服用时，有发生脑血管破裂，造成脑溢血的可能。为此，切不可盲目滥补。

冠心病患者应该随身准备些什么药

在各种急症中，冠心病是目前严重危害人体健康的常见病、多发病之一。根据冠心病患者容易发生的心绞痛、心律失常等病症，需要配备不同的应急药物，给这类患者配一个急救药盒。通常，急救药盒里应有硝酸甘油、硝苯地平（心痛定）及亚硝酸异戊酯等。

硝酸甘油是治疗心绞痛的首选药物，能够直接松弛血管平滑肌，减少心肌耗氧量，迅速缓解症状，故应随身携带以备急用。发病时应立即取硝酸甘油1～2片放在舌下含化，2～5分钟即可见效,约半小时后作用消失。药片不能吞服,如药物不易溶解,可轻轻嚼碎继续含化。服用后,不要站立过久,避免引起血压急剧下降导致的眩晕和晕厥。

另一种必须配备的药是亚硝酸异戊酯,又称亚硝戊酯。它具有扩张冠状动脉及周围血管的作用,起效最快,但维持时间较短。当心绞痛急性发作而用硝酸甘油无效时,可将该药注射液(每支 0.2 ml)裹在纸巾内拍破,置鼻孔处吸入。

一般情况下,急救药物应放在上衣或裤子口袋里。如果没有口袋,也可放在随身携带的包里。最好放在包最外面一层的固定位置,便于寻找。患者也应在家中固定、显眼的地方摆放一些急救药。但不要放在浴室或厨房里,这些地方潮湿、闷热,容易使药物受损。

还需要提醒的是,急救药要注意正确保存。有的冠心病患者习惯把硝酸甘油放在纸袋内或透明玻璃瓶内,这种做法是错误的。硝酸甘油挥发性强,见光后极易分解失效,应放在棕色等颜色较深的药盒内,旋紧盖,密闭保存。而且它具有怕热的特性,随身携带时不能放在贴身的衣兜里,以免受体温、汗水的影响,降低药效。

应用硝酸甘油这类药物时,可能出现头昏、头胀痛、头部跳动感、面红、心悸,继续用药数日后可自行消失。为避免体位性低血压所引起的晕厥,患者应平卧片刻,必要时吸氧。尤其是在家里晚上上厕所时,起身后应先在床上坐片刻,再下床去厕所。

若患者出现心绞痛发作次数增加,持续时间延长,疼痛程度

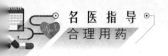

加重,含服硝酸甘油无效的情况,有可能是心肌梗死先兆,家属应让患者立即卧床休息,以降低心肌耗氧量。使用平时备用的抗心绞痛药物,如含服硝酸甘油片,3～5分钟1片(一般控制在5片之内)以减轻疼痛。如病情危重应尽快要求急救中心前来就地抢救,待心率、心律、血压稳定,才可轻抬轻搬,送患者到医院继续治疗。如患者突然面色发绀、抽搐、大叫一声、口吐白沫、意识不清、呼吸微弱或停止,就是急性心肌梗死并发严重心律失常、心室颤动导致心搏骤停,此时需争分夺秒在患者胸前区重捶1～2下,然后坚持胸外心脏按压和口对口人工呼吸,以等医生到来,为抢救赢得时间。

服用降脂药物有何注意事项

临床上主要用他汀类药物来治疗高胆固醇和高甘油三酯以及防止动脉粥样硬化的发生和发展。

辛伐他汀用于饮食疗法效果不佳的原发性高胆固醇血症。较常见的不良反应有胃部疼痛、便秘、腹胀、食欲不振等症状。较少见的不良反应有肌痛、乏力、头痛,偶见白细胞减少、皮疹、瘙痒等,少数患者可见到血清氨基转移酶增高。服用辛伐他汀20 mg,每晚1次。一个半月后复查,如果降脂效果比较满意,可以到6个月后再复查1次。

服用辛伐他汀应注意以下几点。

(1) 与下列药物合用时可能损伤横纹肌,因此服辛伐他汀时应避免同时用吉非贝齐、烟酸类、环孢素及红霉素。

（2）辛伐他汀与华法林合用时可轻度增强后者的抗凝作用，应予注意。

（3）与地高辛合用时，辛伐他汀可使前者的血浓度轻度升高。

（4）服药期间不宜饮酒。

（5）儿童、肝病史者慎用。

另外，药物治疗的同时，主要应控制饮食。采用低脂、低胆固醇、低饱和脂肪酸饮食，多吃新鲜蔬菜和水果，而且还要适当参加体育活动。在服用此药时要注意不宜吃柚子，因柚汁可增加辛伐他汀的生物利用度，增加发生肌病或横纹肌溶解的危险。因此接受辛伐他汀治疗的患者应避免服用柚汁，可用橙汁代替。

降压药有哪些不良反应？应如何正确选择

降压药品种繁多，各有特点，高血压患者选用降压药的原则：既要不良反应小、服用方便，又要每天 24 小时内均能平稳降压，且能保护心、脑、肾功能。所以，高血压患者选择降压药有讲究。

1. 不良反应

现在普遍应用的各种降压药都经过大量长时间的临床验证，不良反应的发生率较低，只要根据患者的情况综合分析，合

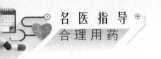
理用药,不良反应是可以避免的。常用降压药的不良反应如下。

(1) 利尿剂(如氢氯噻嗪):不良反应有低血钾、高尿酸血症、高钙血症、高血糖和高血脂。另外,对肾功能减退的患者会有不利影响。

(2) β受体阻滞剂(如美托洛尔):心动过缓、诱发支气管哮喘、高血糖、高血脂等。虽然最近发现小剂量可治疗某些心力衰竭,但大剂量使用可发生急性心力衰竭。

(3) 钙拮抗剂:硝苯地平可产生面部潮红、头痛、心率加快、踝部水肿。维拉帕米和地尔硫草由于对心脏传导及窦房结功能有抑制,因此心动过缓和房室传导阻滞者不宜用。

(4) 血管紧张素转换酶抑制剂(ACEI):最多见的不良反应是咳嗽,以咽痒、干咳为主,发生率为10%~20%。其他少见的有血管神经性水肿、高血钾、白细胞下降、低血糖等。对肾功能不全者会增加血尿素氮,所以肾功能减退者需慎用。

(5) α受体阻滞剂(如特拉唑嗪):体位性低血压,尤其首剂服药时容易发生,因此首次服药时常在入睡前半量服用,并注意夜间尽量避免起床。

(6) 血管紧张素Ⅱ受体拮抗剂:目前尚未发现明显不良反应,可有轻度头晕、恶心等。

(7) 复合制剂:复方利舍平(复方降压片)有头晕、精神抑郁、血脂异常等不良反应;珍菊降压片会产生口干、头晕、便秘等不适;复方罗布麻片则容易导致直立性低血压。

2. 正确选择

对轻度高血压,部分患者服用一种降压药即可将血压降至正常,如单服钙拮抗剂 62％有效,单服转换酶抑制剂 43％有效,单服 β 受体阻滞剂 53％有效。但有些患者常需选用两种或两种以上的降压药,这样能从不同环节发挥作用,增强疗效,减轻不良反应。常用的搭配方法有钙拮抗剂加血管紧张素转换酶抑制剂或利尿剂,钙拮抗剂加 β 受体阻滞剂加利尿剂等,均需在医生指导下应用。

（1）有高血脂、糖尿病、痛风的患者不宜用利尿剂或 β 受体阻滞剂,以免血脂、血糖和尿酸升高。

（2）有心力衰竭、传导阻滞、支气管哮喘、肺气肿、肺心病者不宜选用 β 受体阻滞剂,以免加重病情。

（3）有肾功能不全者可选钙拮抗剂、利尿剂或血管紧张素转换酶抑制剂,可防止肾小球滤过率下降。

（4）有左心室肥厚者,最好选用血管紧张素转换酶抑制剂,有助于左心室肥厚逆转。

（5）有糖尿病者宜选用血管紧张素转换酶抑制剂,或再加钙拮抗剂。

（6）有冠心病、心绞痛者应选钙拮抗剂,心率较快者可用 β 受体阻滞剂。有前列腺肥大者可加用 α 受体阻滞剂。

还要注意,降压要平稳,开始用小剂量,逐渐递增,直至血压控制在正常范围内。轻症患者血压以控制在 120/80 mmHg 为宜;老年患者血压应控制在 140/90 mmHg;对已发生过心肌梗死或脑卒中的患者,最佳的血压值是 140/80～85 mmHg。切忌突然换药或忽服忽停,否则会使血压大幅度波动而导致意外。

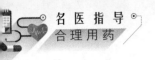
三种"降压片"的区别、不良反应和注意事项各是什么

(1) 复方利舍平氨苯蝶啶片(北京降压 0 号),主要成分:利舍平、硫酸双肼屈嗪、氢氯噻嗪、氨苯蝶啶、氯氮。

(2) 复方利舍平片(复方降压片),主要成分:利舍平、硫酸双肼屈嗪、氢氯噻嗪、氯氮、盐酸异丙嗪、氯化钾、维生素 B_1。

(3) 珍菊降压片,主要成分:野菊花膏粉、珍珠层粉、盐酸可乐定、氢氯噻嗪、芦丁。

以上三种药的药理特性为降压药,主治高血压。

不良反应有恶心、头胀、乏力、鼻塞、嗜睡等,减少用量或停药后即可消失。

注意事项:胃与十二指肠溃疡者慎用,对活动性溃疡患者忌用。其实不良反应的发生是因患者的个体差异而言,各人服药后出现的不良反应不一定是一样的,如在服药中出现异常,应立即停药去医院就诊。

每日服用一次的降压药何时服用最合适

如硝苯地平控释片(商品名拜新同),作用持续时间较长,应该先从每日 1 次,每次 30 mg 开始服起。如果效果不明显,可调整剂量至每次 60 mg,每日 1 次。但是每日服用 1 次时应尽量选择上午 8～9 时,不要晚上服药,以免夜晚血压过低。

常见不良反应:头痛、头晕,水肿,血管扩张,便秘,心悸等。

注意事项:心力衰竭、严重主动脉瓣狭窄者禁用。肝功能损害者慎用。请勿咬、嚼、掰断药片。硝苯地平控释片含有光敏性的活性成分,因此应避光保存。药片应防潮,从铝塑板中取出后应尽快服用。

睡前加服降压药能"平安过夜"吗

有不少高血压患者为了"平安过夜",常喜欢在临睡前加服一次降压药,认为这样治疗效果会好些。其实,这种做法会导致血压大幅度下降,使心、脑、肾等重要器官供血不足,而诱发心绞痛、心肌梗死或脑血栓形成,引起脑卒中(中风)。

由此可见,服用降压药一定要掌握好时间。一些速效降压药应该在血压高峰之前的清晨服用最适合。有的人清早血压就很高,那么服药时间就要提前,应醒后即刻服药。治疗血压病早晨一次服药方法优于传统的每日 3 次服药方法,且容易长期坚持,不至于漏服。

但由于一些病史长的高血压患者已习惯于原来的服药方法,则不宜骤然改变,可将每天末次服药时间安排在睡前 3～4 小时,逐渐缓慢提前,以遵循血压昼夜周期规律,掌握科学的服药时间和方法。

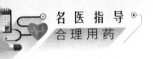
抗心绞痛的药为什么反而引起心绞痛

各种抗心绞痛的药物功效不同,服用不当有时反而会使心绞痛加重,所以一定要谨慎使用。以下是几种常见的抗心绞痛药物。

(1) 硝酸甘油:是最常用的速效抗心绞痛药物,它通过松弛血管平滑肌起止痛作用。但由于该药可以使周围血管扩张,导致静脉瘀血,造成相对性冠状动脉血流减少,发生缺血性改变。也有人认为,硝酸甘油用量过大时,会使血压过度降低,冠状动脉血流灌注减少,从而使心绞痛发作或加剧。所以,使用硝酸甘油的剂量不宜过大,一般以每次1～2片为宜。

(2) 硝苯地平(硝苯吡啶):资料表明,此药在使用过程中或停药后可诱发心绞痛。因为硝苯地平有明显的降压作用,使冠状动脉血灌注减少,加之伴有心率增快,使心肌耗氧量增加而引起心绞痛。此外,突然停用硝苯地平,可出现全身动脉痉挛,而冠状动脉更为显著,出现严重的心肌缺血而诱发心绞痛。所以,使用硝苯地平治疗时剂量要适宜,停药时要逐渐减量。

(3) 普萘洛尔(心得安):临床用于心律失常、高血压及心绞痛。但有报道,在普萘洛尔应用过程中突然停药可引起"药物戒断综合征"而使心绞痛加重,甚至引起心肌梗死。故本药停用时,必须用2周时间逐渐减量为宜。

(4) 双嘧达莫(潘生丁):该药为冠状动脉扩张剂,但又能扩张非缺血区的血管,有时会导致缺血区血管不仅不能扩张,还会使缺血区的血液流向非缺血区,即造成所谓"冠状动脉偷窃"现象,使缺血区血供更为减少,加重心绞痛。故本药不宜单独作为心绞痛发作的急救药物应用。

(5) 阿司匹林:阿司匹林是典型的解热镇痛药,用于成人解热,每次 0.3 g,每日 3 次,也有抗血小板聚集作用,而且可用于预防血栓形成,也用于防治冠状动脉内血栓形成而诱发的心绞痛。但此时剂量仅为每日 40 mg,大剂量时可通过对环氧化酶的抑制作用而抑制前列腺素的合成,诱发冠状动脉痉挛而加重心绞痛的发作。所以,阿司匹林的用量宜小,这样既可抑制血小板内血栓素的合成,又不妨碍前列腺素的合成。

阿司匹林与依那普利互相排斥吗

依那普利为血管紧张素转换酶抑制剂,通过抑制血管紧张素的合成,导致血管阻力降低,而达到降压功效,是当前治高血压病的一线安全药物,疗效确切,临床应用广泛。目前发现阿司匹林会降低依那普利的降血压效果。据测定,在服用依那普利治疗高血压时,每日口服阿司匹林 300 mg,依那普利的降压效果降为 63%～91%,且不受高血压严重程度的影响,证实阿司匹林对依那普利的降压效果有显著的拮抗作用。因此,两药不可同时服用。另外,卡托普利、贝那普利都是血管紧张素转换酶抑制剂,因此也不可与阿司匹林同时服用。

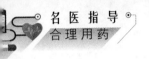

血管紧张素转换酶抑制剂其他有益临床的作用是什么？有哪些不良反应

(1) 对心肌梗死后射血分数降低(40％)的患者,卡托普利通过改善左室重构降低死亡率,因而减少左室扩张和肥厚的发生。

(2) 许多临床医生认为血管紧张素转换酶抑制剂(ACEI)比其他药物更为有效地减轻高血压左室肥厚患者的心室重量,并改善舒张功能不全。

(3) 卡托普利比其他抗高血压药物更能有效地保护1型糖尿病患者已降低的肾功能。

(4) 含巯基的 ACEI,如卡托普利,有轻微的抗血小板作用,并可提高胰岛素受体敏感性。

ACEI 的其他少见不良反应,常见于卡托普利,包括皮疹、味觉障碍、血管性水肿,可逆的中性粒细胞减少。低血压可能是 ACEI 的一种不良反应,尤其是初次用药或成倍增加药物剂量时更易出现低血压。某些患者还表现为血清肌酐和血钾水平升高。肾功能不全的患者也应慎用 ACEI,但慢性肾功能不全并非是 ACEI 的绝对禁忌证。使用 ACEI 之前应停止补钾和使用保钾利尿剂。服用该类药物的一个常见不适是咳嗽,由于咳嗽也是心力衰竭的一个症状,因此应检查患者有无肺血管瘀血。一些患者还会发生血管神经性水肿,出现咽部水肿的患者应绝对禁止继续使用 ACEI。

福辛普利有何不良反应

福辛普利用于治疗高血压症,可单独作为初始治疗或与其他抗高血压药物联合使用。福辛普利可与利尿剂合并治疗心力衰竭。对于心力衰竭患者,福辛普利可改善症状,提高运动耐受性,减轻心力衰竭的程度,降低因心力衰竭而住院的频率。

最常见的不良反应:头晕、咳嗽、上呼吸道症状,恶心、呕吐、腹泻和腹痛,心悸、胸痛,皮疹、瘙痒,骨骼肌疼痛、感觉异常、疲劳和味觉障碍。不良反应的发生率和类型在年轻患者和老年患者之间无区别。

开始治疗前及治疗中需对肾功能进行检测。高危患者(肾功能不全、充血性心力衰竭、肾血管性高血压、水分和盐耗竭)开始治疗时应该在严密的医学监护下进行。肾功能不全、糖尿病患者和合并应用留钾利尿药、补钾剂和(或)含钾盐制剂的患者均有发展为高钾血症的危险。过量服用应监测血压,如发生低血压,则选择血容量扩张剂予以治疗。福辛普利钠片不能通过透析从体内清除。

吲达帕胺有何药理作用和不良反应

吲达帕胺(寿比山)是一种具有钙离子拮抗作用的类噻嗪口

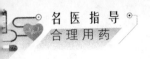
服长效利尿降压药。能够扩张小血管,降低外周血管阻力,降低血压,并有利尿作用。口服后 2～3 小时起效,作用持续时间达 24 小时。

吲达帕胺(纳催离、寿比山、吲满胺、吲满速尿)的不良反应与注意事项如下。

(1) 上腹部不适、恶心、头晕、头痛、失眠、皮疹等不良反应。

(2) 脑血管疾病、严重肾衰竭患者、孕妇及哺乳期妇女禁用。

(3) 对低血钾患者(醛固酮分泌过高,服洋地黄和轻泻剂患者)应观察血钾,对痛风患者应观察血清尿酸。

(4) 可与抗凝剂、强心剂、降糖药、镇静催眠药等药物合用,以防失钾。

治疗高血压的药物有哪些种类? 分别适用于哪些情况的高血压? 有哪些不良反应

高血压病的现代治疗药物,目前主要有六大类,即利尿剂、β 受体阻滞剂、钙拮抗剂、血管紧张素转换酶抑制剂(ACEI)、血管紧张素 Ⅱ 受体拮抗剂及 α 受体阻滞剂。另外,我国也有一些复方制剂及中药制剂在使用。

1. 利尿剂

高盐饮食与高血压有密切关系,利尿剂通过排钠利尿,减少体内循环中钠和水的含量,使血容量下降而降低血压。利尿剂的降压作用温和、无耐药性而且价格低廉,是世界卫生组织最早推荐的一线降压药物之一,常作为基础药物,用于治疗轻度、中度高血压,特别适用于老年人、合并心力衰竭的高血压病患者。

利尿剂根据其不同作用特点可分为噻嗪类、袢利尿剂和保钾利尿剂。噻嗪类有氢氯噻嗪、氯噻嗪、吲达帕胺(商品名纳催离,国产制剂名寿比山)等。袢利尿剂有呋塞米(速尿)、袢利尿酸等。保钾利尿剂有氨苯蝶啶、螺内酯(安体舒通)等。

临床长期较大剂量使用噻嗪类利尿剂可有升高血糖、血脂、血尿酸及降低胰岛素敏感性等代谢上的不良反应。因此,在用药过程中应定期监测上述生化指标,当发现患者有上述代谢异常时,应及早停药。

氢氯噻嗪的主要不良反应是可以引起低血钾(正常值为 3.5~5.5 mmol/L),低血钾可以诱发严重心律失常,还可以妨碍利尿剂的降压作用。另外,氢氯噻嗪对血胆固醇、血糖和尿酸代谢、性功能也有不良影响。

袢利尿剂的利尿作用最强、最快,也最易引起低血钾,常用于较急的情况或肾功能不良而对其他利尿剂不敏感的患者,很少用于慢性高血压病的治疗。使用利尿剂时应注意上述不良反应的发生,以便及时减量或停药。

2. β 受体阻滞剂

β 受体阻滞剂应用于临床治疗高血压已有三十多年历史。现已明确 β 受体阻滞剂能降低患者的血压,并能降低心血管事件的发生率和死亡率。对于合并冠心病,心率较快,高循环动力状态的年轻高血压病患者用 β 受体阻滞剂可取得较好效果。对曾

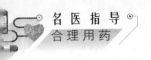

经有心肌梗死病史者,作为二级预防更有良效;对合并充血性心力衰竭的患者应与强心剂联合应用或慎用。伴有肝功能及中枢神经系统障碍者,选用水溶性较强的β受体阻滞剂,如阿替洛尔。伴肾功能障碍者选用脂溶性较强的β受体阻滞剂如美托洛尔。对糖尿病患者可选用心脏选择性较强的β受体阻滞剂如阿替洛尔、美托洛尔。

下面介绍几种目前常用的β受体阻滞剂。

(1) 美托洛尔:常用剂量为每次 12.5～25 mg,每日 2 次。

(2) 阿替洛尔:常用剂量每次 25～50 mg,每日 2 次,适于轻度至中度高血压患者。

(3) 比索洛尔:可维持 24 小时降压作用。常用剂量每次 5～10 mg,每日 1 次,可平稳降低血压。

(4) 拉贝洛尔:一般口服剂量每次 100～300 mg,每日 3 次。静脉滴注剂量为每千克体重 1～2 mg,可迅速降低血压,适于高血压急症的治疗,如急性主动脉夹层、嗜铬细胞瘤、妊娠高血压综合征。

(5) 地来洛尔:为拉贝洛尔的异构体,具有较强的扩张周围血管作用,一般口服剂量每次 100～400 mg,每日 1 次,可维持 24 小时降压疗效,也可静脉给药。本药对伴有心肌肥厚或心肌缺血者更为合适。

(6) 塞利洛尔:具有高度血管扩张作用,其降压作用与美托洛尔相似,由于具有血管扩张作用,故心输出量与心率均无明显改变。常用剂量每次 200～400 mg,每日 1 次,对伴有冠心病者更为合适。

(7) 卡维地洛:口服吸收快,可产生协同降压作用,常用剂量为每日 10~20 mg,每日 1 次或分 2 次口服,可维持 24 小时降压疗效。对伴有心力衰竭、肾功能不全、糖尿病者降压较为安全。

β受体阻滞剂治疗高血压病的不良反应具体分为以下几类。

(1) 碳水化合物代谢:伴糖尿病患者,由于β受体阻滞能阻断肌糖原分解、增加糖耐量,故易掩盖低血糖症状致发生严重低血糖,引起的低血糖也不易恢复,有时还可诱发血压明显升高。

(2) 脂质代谢:阿替洛尔(氨酰心安)、美托洛尔等,可使三酰甘油增高,高密度脂蛋白降低,对胆固醇一般无影响。

(3) 血钾升高:长期服用β受体阻滞剂,可使血钾轻度升高,运动时明显。

(4) 直立性低血压:服用第三代β受体阻滞剂后可产生直立性低血压。

(5) 中枢神经系统:如美托洛尔(倍他乐克),可产生失眠、多梦、幻觉及认知功能减退。

(6) 妊娠:长期应用可引起胎儿生长迟缓、心动过缓、低血糖,但仍可应用阿替洛尔、拉贝洛尔等治疗妊娠高血压综合征。

(7) 撤停综合征:突然停用β受体阻滞剂会出现交感神经兴奋的不同表现,如甲状腺功能亢进、心动过速、狂乱、心绞痛发作及心肌梗死等。

3. 钙拮抗剂

三种化学结构完全不同的选择性钙拮抗剂二氢吡啶类(如硝苯地平或称心痛定)、苯烷胺类(如维拉帕米或称异搏定)、苯

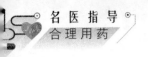
噻氮唑类(如地尔硫䓬)进入临床使用也已达20年。钙拮抗剂降压作用的特点如下。

(1) 对高血压患者的降压幅度大,正常血压患者对钙拮抗剂的反应不明显。

(2) 药物起效迅速、降压平稳、不良反应小,服药顺从性良好。

(3) 降压同时不降低脑、冠状动脉和肾的血流,突然停药不会引起血压反跳。

(4) 对高血压合并冠心病、心力衰竭、周围血管病也有效。

(5) 短期和长期治疗均有效,且长期治疗可使左心室肥厚消退,并防止动脉粥样硬化发生。

(6) 新一代的长效钙拮抗剂作用周期长,服药次数少,使用方便。

(7) 因不增加心率,故不增加心肌耗氧,不产生体位性低血压。

(8) 对血脂、血糖和电解质无不良影响。

由于上述特点,钙拮抗剂现已广泛应用于高血压的治疗。尤其适用于下列高血压人群,如老年高血压,收缩期高血压,合并高脂血症、肥胖或是电解质紊乱的高血压,合并心、脑、肾血管并发症的高血压以及与妊娠有关的高血压等。

目前常用于抗高血压的钙拮抗剂有以下几种。

(1) 硝苯地平:是二氢吡啶类钙拮抗剂的代表药,降压作用显著,但不良反应也明显。由于其为短效制剂,尽管每日服用3次,每次10 mg,仍会使血压有较大的波动,不主张用于高血压病的长期治疗。

（2）硝苯地平控释片（商品名拜新同）：每片含硝苯地平（心痛定）30 mg 或 60 mg，可在 24 小时内恒速释放，适于每日服药 1 次（即 30 mg 或 60 mg 晨间顿服），但不能咬碎。

（3）氨氯地平（商品名络活喜）：为新一代二氢吡啶类药，是一种缓释剂，它对血管组织更具有选择性，几乎无负性肌力和负性频率作用，且不影响心肌传导系统，其半衰期为 35～50 小时，有吸收慢、持续作用时间长的特点，其血管扩张作用是逐渐产生的，故不易出现急性低血压。用量为 5 mg 每日 1 次，视临床反应，最大剂量可增至 10 mg 每日 1 次。

（4）非洛地平（商品名波依定）：是一种对血管有高度选择性、长效而少负性肌力作用且具轻微利尿排钠作用的钙拮抗剂，常用剂量为 5～10 mg，每日 1 次。

（5）拉西地平：有较强血管选择性，其作用于受体部位的浓度远高于血浆浓度，半衰期为 15 小时，对轻、中、重度高血压的降压效果均佳。作用时间长，常用量为 4～6 mg，每日 1 次。

（6）尼卡地平（商品名佩尔地平）：有较强血管选择性，对以头昏为主要表现的椎基底动脉系统缺血尤为有效。常用剂量为每次 40 mg，每日 2 次。

（7）地尔硫䓬缓释片（商品名合贝爽）：常用于伴冠心病心绞痛或慢性心房颤动、心率偏快的高血压患者，每日 1～2 次，每次 90 mg。

（8）维拉帕米缓释片：适宜心率偏快、肥胖超重伴糖代谢障碍的青壮年男性高血压患者，每日 240 mg。

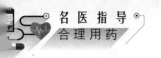
钙拮抗剂的不良反应主要为面部潮红(尤见于短效二氢吡啶类)、头痛、头晕、心悸、便秘和踝部水肿,但这些不良反应易被发现,而且是暂时性的,继续用药这些不良反应可减轻或消失,使用时宜从小剂量开始以减轻其不良反应。

4.血管紧张素转换酶抑制剂

从20世纪80年代的卡托普利至今,血管紧张素转换酶抑制剂(ACEI)已发展为一个众多的家族,是近10年来广泛应用于临床的一类新型、安全、有效的降压药。

ACEI通过抑制血管紧张素转换酶,减少血管紧张素Ⅱ的生成而降低血压,其对肾脏的保护不依赖于降血压作用,但肾功能不全需慎用,一般不与保钾利尿剂同用。因此,糖尿病肾病及糖尿病高血压患者经常选用这类药。

该类药降压作用较强,对轻、中、重度高血压,老年性高血压均适用,长期应用对血糖、血脂无不良影响。加用利尿剂、β受体阻滞剂、钙拮抗剂或α受体阻滞剂等降压效果更佳。对轻度肾功能不全的高血压患者可改善肾功能,但严重肾功能不全时可使其加重。

目前临床应用和在研制的ACEI有近20种,都能降压,只是起效时间、最大效果、作用的持续时间等有所不同。除卡托普利(商品名开博通)等少数为短效制剂外,其余均为长效制剂。

小剂量应用时,ACEI不良反应的发生率很低;剂量过大时,并不会带来更好的降压效果,但不良反应却会随之增加。最常见的不良反应为咳嗽、高血钾、低血压、斑丘疹、白细胞减少、一时性味觉缺失、肌酐和尿素氮暂时性增高、蛋白尿,较少见还有血管神经性水肿。咳嗽为干咳,可能与缓激肽降解有关,一般止咳药物难以控制,需减量或停药。低血压尤易发生于已用利尿剂的严重心力衰竭、严重高血压的病例。对 ACEI 过敏者、孕妇、哺乳期妇女以及严重肾功能不全或双侧肾动脉狭窄者忌用。用药时应定期检查血常规和肾功能,注意有无血钾的升高。勿与保钾利尿剂合用。

ACEI 与小剂量利尿剂合用,经临床实践证实是一种较好的联用方案,可使 ACEI 剂量减少,疗效提高,不良反应也相对减少。ACEI 也可与钙拮抗剂或 α 受体阻滞剂等合用。

ACEI 具有逆转高血压左心室肥厚,延缓左心室肥厚的发展,减少左室后壁和心室间隔厚度的作用,同时也可在较小程度上缩短左心室的直径。改善心功能是其最为突出的特征,而且比由于血压下降所预料的程度要大。许多研究结果充分说明,ACEI 是最为理想的逆转高血压左心室肥厚的一线降压药物。已有学者证实,ACEI 降低 1 mmHg 血压获得心室重量指数的下降是其他一线降压药物的 2 倍。

保护肾脏、纠正高血压患者的胰岛素抵抗、不影响血脂代谢是 ACEI 的另一重要优势。一项多中心随机试验证实,ACEI 可以显著降低高血压伴 2 型糖尿病患者发展为严重或终末期肾损害甚至死亡的病例数。ACEI 可降低冠心病患者急性事件的发生率和死亡率,对心力衰竭或心肌梗死后效率系数降低者可减少心血管病事件的发病率和病死率。

5. α 受体阻滞剂

近几年被推为第一线降压药物。α1 受体阻滞剂使阻力血管和容量血管都扩张,从而使动脉血压下降,且能降低血胆固醇、

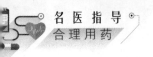

甘油三酯。因对前列腺有抑制作用,故可明显改善前列腺肥大患者的排尿困难。适用于有糖或脂代谢异常、前列腺肥大的患者。α₁ 受体阻滞剂与利尿剂和 β 受体阻滞剂合用时有协同降压作用,患者能很好耐受。该类药物的不良反应有头痛、头晕、心悸、无力等,但都较轻。其缺点是可出现周围性水肿和体重增加,并且首次给药时可出现体位性低血压。为防止体位性低血压,剂量需小心调整,老年人应用尤需注意。

常用的 α₁ 受体阻滞剂有以下几种。

(1) 哌唑嗪:半衰期短,首次服 0.5 mg,睡前服,以免产生首剂现象,常用量为每日 2～20 mg,分 2～4 次服用。

(2) 特拉唑嗪(高特灵):为长效制剂,首次口服 1 mg,以后每次 1～8 mg,每日 1 次。

(3) 多沙唑嗪:为长效制剂,首次口服 1 mg,以后每次 1～16 mg,每日 1 次。

(4) 乌拉地尔(亚宁定):首次口服 25～50 mg,以后每日 30～90 mg,每日 3 次。

α₁ 受体阻滞剂与 β 受体阻滞剂、利尿剂不同,对脂质代谢有改善作用,可使血脂不同程度下降,降低总胆固醇和甘油三酯,提高高密度脂蛋白胆固醇水平,从而使总胆固醇/高密度脂蛋白胆固醇比值下降,使发生心血管病的危险减少。

6. 血管紧张素Ⅱ受体拮抗剂

血管紧张素Ⅱ与各种靶器官细胞膜上的特异性受体结合后产生效应,包括升高血压,在受体水平阻断了血管紧张素Ⅱ的心血管效应,降低血压。血管紧张素Ⅱ受体拮抗剂与目前其他的一线降压药相比,水肿、乏力等不良反应也很低。血管紧张素Ⅱ受体拮抗剂降压显著,尚能逆转左室肥厚,扩张冠状动脉。

该类药主要适用于:

(1) 轻度、中度高血压病。

(2) 对 ACEI 不良反应不能耐受者。

(3) 合并左室肥厚、冠心病、心力衰竭或动脉粥样硬化、血脂异常的高血压患者。

(4) 高血压合并肾脏病变,24 小时尿蛋白超过 1 g。

(5) 高血压合并糖尿病或糖耐量减低及有胰岛素抵抗者。

(6) 高血压合并支气管肺疾患。

代表药物有氯沙坦(科素亚)、缬沙坦。对大多数患者,氯沙坦通常起始剂量为 50 mg,每日 1 次,治疗 3~6 周后达到最大抗高血压效应;在部分患者中,每日剂量增加到 100 mg,可产生进一步降压作用。缬沙坦常用剂量为 80~160 mg,每日 1 次,降压效果与氯沙坦相当或略强于后者。

血管紧张素Ⅱ受体拮抗剂耐受性好,不良反应轻微而短暂,如头晕、体位性低血压等,尚未发生因药物不良反应而需终止治疗。对孕妇、高血压合并高钾血症或严重肾功能衰竭(血肌酐大于 265.2 μmol/L,肾小球滤过率进行性下降)者禁用。

肠溶阿司匹林可用于治疗脑出血后遗症吗

脑出血是脑血管破裂后,血液渗入脑实质引起的临床症状,

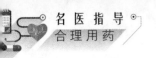

病情较急,一般较脑血栓、脑梗死严重。常见的原因是高血压、脑动脉硬化等;其次是脑血管畸形、先天性动脉瘤等。脑出血常在活动或情绪激动时发病,一般有跌倒、昏迷、偏瘫、呕吐等症状,不同程度的意识障碍,还可有面肌瘫痪、口㖞及流口水等。出血部位不同表现不同。

脑血栓是由于动脉粥样硬化、动脉内膜炎以及血黏度高,导致脑血管局部形成血栓,堵塞血管引起的症状。脑血栓形成起病较缓慢,往往在睡眠或休息时发病。部分患者症状起初较轻,以后逐渐加重,甚至有病后2～3天达到高峰的。患者昏迷较少见,一般症状较轻,可有偏瘫及单侧肢体瘫痪,也可能有失语症,有的患者有头或肢体麻木等症状。

脑梗死是血管其他部位的栓子如心脏病的附壁血栓,主动脉、颈动脉等的血栓呈动脉硬化斑块脱落,盆腔及下肢静脉血栓脱落,骨折时脂肪栓子等运行到脑部引起血栓塞时出现的症状,多发生于心脏病患者。该病发病急,常引起失语症及右上肢为主的偏瘫感觉障碍,但很少有昏迷出现。

对脑出血患者应尽可能避免搬动,保持安静,防止再出血。目前采用手术治疗脑出血有一定效果。对脑血栓及脑梗死采用扩血管治疗。应用外血管药物可改变局部缺血及促进症状迅速缓解,愈后较好。

经常服用小剂量肠溶阿司匹林对心肌梗死和脑血栓的预防效果是肯定的。据大量流行病学调查资料表明,长期服用阿司匹林组与对照组相比,其心脑血管疾病发病的危险性降低50％以上。但是阿司匹林对于脑出血后遗症的治疗并未有相关的报道,其功能仍以预防为主。

防止血栓形成如何正确服用阿司匹林

阿司匹林是为大家所熟知的解热镇痛以及消炎抗风湿药物,问世至今已有70多年的历史了。从前,它主要用来治疗头痛、发热感冒、肌肉痛、神经痛、风湿热以及类风湿关节炎等疾病。近年来,长期的研究和实践发现,它还可以抑制血液中的血小板聚集,使出血时间延长,从而有防止血液凝固和血栓形成的作用,而且还能够预防和减缓动脉粥样硬化的发生和发展进程。鉴于阿司匹林的这种作用,用它来防止心肌梗死的效果日益受到重视。

由于阿司匹林是通过失活环氧化酶,抑制前列腺素的合成,而内源性的前列腺素具有减少胃酸分泌和保护胃黏膜的作用。此外,由于它在体内分解产生水杨酸,而水杨酸对胃黏膜有直接刺激作用,故阿司匹林既直接损伤胃黏膜,又削弱了胃黏膜的保护机制,长期服用可诱发并加重消化性溃疡的发作,引起胃溃疡甚至消化道大出血。故最常见的不良反应就是胃肠道反应,患者可能由此而停用阿司匹林。为了安全即使因不良反应不得不停药时,也应在医生指导下进行,以免发生意外。

阿司匹林一定要在饭后服用和选择肠溶剂型或与碳酸氢钠一起服用,以减轻对胃黏膜的刺激。切不可在睡前服用,因为食

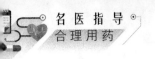

物在胃中停留4～6小时,睡前已基本排空,此时服用阿司匹林必将面临其双重损害。正常情况下,只需每天早餐后服药一次就能起到抗血栓的疗效。这样既避免了阿司匹林对胃黏膜的损伤,又起到了抗血栓的作用,可谓两全其美。

阿司匹林预防心脑血管疾病,哪些人适合? 哪些人不适合

阿司匹林可以用于预防心脑血管疾病。对于缺血性心脑血管疾病患者,它通过与血小板外膜上的受体结合,起到抑制血小板凝集、预防血栓形成的作用,可使心肌梗死的发生率和病死率降低约50%。对于突发心肌梗死患者,嚼服300 mg阿司匹林可快速抑制血小板聚集,延缓疾病进展,若能与早期溶栓药合用,可降低病死率。但盲目服用阿司匹林有如下风险:增加出血风险,包括牙龈出血、鼻出血、皮下出血、消化道出血、脑出血等;破坏胃黏膜,造成上腹不适、疼痛、反酸、烧心等症状,可能出现溃疡,或合并消化道出血甚至胃穿孔;增加血液中尿酸浓度,可能导致高尿酸人群痛风发作。

既然阿司匹林不是保健药,不可盲目服用,那究竟哪些人适合服用,哪些人不适合呢?

1. 适合服用的人

已经确诊心脑血管疾病的患者,包括冠心病患者、已经发生过心肌梗死或脑梗死的患者,需要服用阿司匹林,起到预防心脑

血管疾病再次发生的作用;心脑血管疾病高风险人群,包括大于50岁的男性或绝经后女性以及高血压、吸烟、早发心脑血管病家族史者,高血压合并糖尿病、慢性肾功能不全者,这些患者均需经医生评估是否应该服用阿司匹林及服用剂量等,并在医生指导下使用。

2. 不适合服用的人

(1) 有阿司匹林过敏史者。

(2) 血压很高不易控制者。高血压患者需在血压稳定<150/90 mm Hg后方可开始服药,否则可能增加出血风险。

(3) 有出血史或出血倾向者,包括有出血性疾病或消化性溃疡、脑出血家族史者。

另外,阿司匹林对胃黏膜有较强的刺激作用。普通的阿司匹林,建议餐时或餐后半小时服用,让药物与食物混合,以免药物直接接触胃黏膜造成刺激。肠溶剂型的阿司匹林则建议餐前半小时服用,因为其表面有一层耐酸不耐碱的涂层,空腹服用不易在胃酸中溶解,对胃黏膜刺激较小,而进食后服用,食物消耗了胃酸导致胃中酸碱度升高,反而容易加大溶解,刺激胃黏膜。

消化系统疾病药物

慢性胃炎如何用药

慢性胃炎有不同种类,相应治疗的药物也各不相同。

(1) 慢性浅表性胃炎:根据不同症状,区别用药。如有胃痉挛性痛、运动亢进,可给予复方氢氧化铝(胃舒平)2 片,每日 3 次或香砂养胃丸 1 包,每日 2 次,口服;必要时加普鲁苯辛 30 mg,口服。反酸明显,或有胃出血者,可给予西咪替丁 0.2 g,每日 4 次;或雷尼替丁 150 mg,每日 2 次;或法莫替丁 20 mg,每日 2 次,口服。而对一般腹胀、上腹隐痛者可口服香砂养胃丸 1 包,每日 2 次;三九胃泰 1 包,每日 2 次;或胃得乐、胃必妥、乐得胃 2 片,每日 3 次;麦滋林-S 0.67 g,每日 3 次。有恶心者,临时加服甲氧氯普胺(灭吐灵)10 mg。

(2) 慢性糜烂性胃炎:经胃镜诊断的慢性糜烂性胃炎,往往提示有发展为胃溃疡的可能。这时的治疗应以胃黏膜保护剂为主,另加少量抑酸剂。常用方法为:白天服胃得乐,或胃必妥、乐得胃、复方甘铋镁 6 片,分 3 次服;晚上临睡前服 1 次西咪替丁 0.2~0.4 g,或雷尼替丁 150 mg。如果症状不重,可单用胃黏膜保护剂。

(3) 慢性萎缩性胃炎:萎缩性胃炎的治疗,目前尚无特别有效的方法。临床常用的药物有三九胃泰 1 包,每日 2～3 次。

(4) 胆汁反流性胃炎:常用胃肠动力学药物多潘立酮 10 mg 或甲氧氯普胺 10 mg,每日 3 次,口服。一般常规加用一种胃黏膜保护剂。

消化性溃疡如何用药

治疗消化性溃疡的药物主要包括降低胃酸的药物、根除幽门螺杆菌的药物和增强胃黏膜保护作用的药物。

1. 降低胃酸的药物

包括制酸药和抗分泌药两类。制酸药种类繁多,有碳酸氢钠、碳酸钙、氧化镁、氢氧化铝、三硅酸镁等。抗分泌药物主要有 H_2 受体拮抗剂和质子泵抑制剂两类。

(1) H_2 受体拮抗剂:如西咪替丁,每天三餐饭后和睡前服;雷尼替丁,每天早晚各 1 次;法莫替丁,每天早晚各 1 次,4～6 周为一疗程。

(2) 质子泵抑制剂:如奥美拉唑(洛赛克),能特异性地作用于胃黏膜壁细胞,从而抑制胃酸的分泌,对 H_2 受体拮抗剂不能抑制的胃酸分泌,也有强烈而持久的抑制作用。每日 1 次,2～4 周为一疗程。

2. 根除幽门螺杆菌的药物

目前根除幽门螺杆菌的治疗方案有两大类,即以质子泵抑制剂为基础和以胶体铋为基础加两种抗菌药物的三联疗法。质

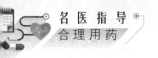
子泵抑制剂标准剂量为奥美拉唑(洛赛克)20 mg 或兰索拉唑(达克普隆)30 mg;铋剂标准剂量为枸橼酸铋钾(丽珠得乐)240 mg(胶囊2粒)。常用抗菌药物有阿莫西林、克拉霉素、甲硝唑或替硝唑、呋喃唑酮及四环素。

3. 加强胃黏膜保护作用的药物

胃黏膜保护作用的减弱是溃疡形成的重要因素,近年来的研究认为,加强胃黏膜保护作用、促进黏膜的修复是治疗消化性溃疡的重要环节之一。

(1) 硫糖铝:硫糖铝是硫酸化二糖和氢氧化铝的复合物,在酸性胃液中,凝聚成糊状黏稠物,可附着于胃、十二指肠黏膜表面,与溃疡面附着作用尤为显著。

(2) 前列腺素 E:前列腺素具有细胞保护作用,能加强胃肠黏膜的防卫能力,但其抗溃疡作用主要基于其对胃酸分泌的抑制,是近年来用于治疗消化性溃疡的一类药物。

(3) 表皮生长因子:不被肠道吸收,能抵抗蛋白酶的消化,在黏膜防御和创伤愈合中起重要作用,不仅能刺激黏膜细胞增殖,维护黏膜光整,还可增加前列腺素、巯基和生长抑素的释放。胃肠外的表皮生长因子还能抑制壁细胞的活力和各种刺激引起的酸分泌。

(4) 生长抑素:生长抑素能抑制胃泌素分泌,而抑制胃酸分泌,可协同前列腺素对胃黏膜起保护作用。主要应用于治疗胃十二指肠溃疡并发出血。

4. 促进胃动力药物

消化性溃疡患者如有明显的恶心、呕吐和腹胀,实验室检查见有胃潴留、排空迟缓、胆汁反流或胃食管反流等表现,应同时给予促进胃动力药物。如甲氧氯普胺、多潘立酮、西沙必利等。

消化性溃疡用药须掌握哪些原则

1.掌握最佳服药时间

治疗溃疡病的药物有很多种,因作用机制不同服药的时间也不同。抗酸药主要是中和胃酸,降低胃及十二指肠内酸度,其最佳服药时间是餐后60～90分钟;抗胆碱药能减少胃酸分泌,解除平滑肌痉挛,延长胃排空,因其作用高峰在口服后60～90分钟,故服药时间在餐前15～30分钟最佳;H_2受体拮抗剂是通过阻断H_2受体,减少组胺和促胃液素引起的胃酸分泌。现主张临睡前一次服药,不仅疗效好,又能减少药物的不良反应,可长期服用。

2.合理安排用药疗程

疗程不足是溃疡患者用药的大忌,也是导致溃疡病复发的主要原因。据研究,十二指肠溃疡完全愈合需2～4周,胃溃疡需4～6周。溃疡病在静止期还可以复发,尤其是十二指肠溃疡,治愈后若立即停药,复发率高达80%。因此,为防止复发,必须用小剂量做维持治疗,短则一年半载,多则3～5年。因溃疡病维持治疗时间长,所以不仅要考虑药物疗效,更需注意药物的安全性。

3.注意联合用药方法

在应用一种药物治疗效果不好时,可根据患者的病情,考虑

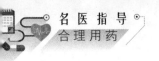

两种或三种药物联用。如抗酸药与抑制胃肠蠕动的药物联用，或 H_2 受体阻断剂与抗酸药联用等，这样既可增加药物疗效，也可减少不良反应。

4.选用中成药需辨证

溃疡病属于中医"胃脘痛"的范畴。依据《中医内科病证诊断疗效标准》，可将溃疡病分为脾胃虚寒型、肝胃不和型、肝胃郁热型、脾胃阴虚型和瘀血阻络型。因此，治疗也必须根据中医辨证论治的原则用药，如脾胃虚寒型可用良附丸、黄芪建中丸、虚寒胃痛冲剂等；肝胃不和型可用柴胡疏肝丸、胃得安胶囊等；肝胃郁热型可用龙胆泻肝丸、健胃愈疡片等；脾胃阴虚型可用摩罗丹等；瘀血阻络型可用元胡止痛片等。

消化不良如何用药

常用的促胃动力药有甲氧氯普胺（胃复安）、多潘立酮、莫沙必利等。主要用于治疗上腹饱胀、恶心、呕吐、嗳气等由于胃运动减弱、胃排空延缓及食道反流而引起的症状。

(1) 胃复安（灭吐灵），通用名甲氧氯普胺，对胃肠道有兴奋作用，能加强胃窦部蠕动，松弛幽门括约肌，促进胃内食物的排空，从而可用于治疗嗳气、食欲不振、胃部胀满、胃下垂等症。此外它还用于治疗胆囊炎、胆石症，因它可以松弛胆管括约肌，调整胆管运动和胆汁分泌。但反复用药或剂量过大时，会出现如肌肉震颤、抽搐等不良反应。

(2) 吗丁啉,通用名多潘立酮,为外周多巴胺受体阻滞剂,能增强胃蠕动,促进胃排空,抑制恶心、呕吐及有效地防止胆汁反流。

(3) 莫沙必利能促进乙酰胆碱的释放,刺激胃肠道而发挥促动力作用,从而改善功能性消化不良患者的胃肠道症状,但不影响胃酸的分泌。

如何正确选用止泻药物

当你发生腹泻时,必须首先搞清导致腹泻的原因,然后再正确选用止泻药物。

(1) 抗菌类止泻药:常用的有小檗碱(黄连素)、诺氟沙星等。这类药物口服使用后可以直达胃肠道炎症部分,对大部分肠道致病菌具有良效,能起到消炎抑菌和杀灭细菌的作用,对全身的影响及不良反应较轻。此外,这类药物的价格相对比较便宜。因此,可作为感染性腹泻患者的首选药物。

(2) 吸附收敛类止泻药:如思密达(肯特令、十六角蒙脱石)、碱式碳酸铋等。这类药物口服后一般不吸收,在肠道内能吸附肠内化学物质及毒物,阻止肠内异常发酵,起到收敛止泻作用,一般用于非感染性腹泻患者。需要注意的是,倘若长期并大量使用这类药物,可使患者出现另一极端——便秘。

(3) 抑制肠蠕动类止泻药:常用的有复方地芬诺酯、复方樟脑酊、洛哌丁胺(易蒙停)等。这类药物口服使用后均可抑制肠

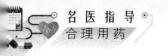

道过多蠕动,从而可以减少大便排出,起到治疗腹泻的目的,一般用于功能性腹泻、消化不良性腹泻。治疗感染性腹泻时需在抗菌治疗的基础上使用,才能取得良好效果。且这类药物一般只能短期使用,以免产生耐受性和依赖性。

(4) 助消化类止泻药:常用的有多酶片、胰酶片、胃蛋白酶、干酵母、乳酸菌素片等。这类药物对胃、胰、胆等脏器功能低下、消化分泌物不足所引起的消化不良性腹泻效果较好。

(5) 肠道微生态类止泻药(改善肠道菌群失调的药物):常用的有乳酶生、双歧三联活菌(培菲康)、米雅等。这类药物口服后可迅速、完全地到达大肠表面进行增殖,恢复肠道微生态,纠正肠道菌群失调。这类药同时具有治疗腹泻与便秘的双向调节作用,可用于消化不良患者的治疗。这类药物一般不宜与抗菌药物、吸附剂同时服用,倘若必须合用,两类药物应间隔2～3小时使用。

(6) 中医中药类止泻药:中成药保和丸具有消积食、和脾胃、化宿食等作用,可用于消化不良引起的腹泻;藿香正气丸具有发散风寒、化湿和中等作用,可用于伤风感冒引起的腹泻;葛根芩连微丸、香连丸中均含有黄连的成分,具有清热燥湿、行气止痛等功效,可用于因湿热而引起的腹泻、痢疾等。

以上是治疗各种腹泻的常用药物,一般腹泻程度不是很严重的患者,可以根据病情合理选用,但对于那些腹泻程度较重或伴有其他症状的患者,应及时送医院进行检查治疗,以免延误病情,导致严重后果。

应用泻药有哪些注意事项

泻药的作用是治疗便秘、清除肠胃中的毒素、将残留在消化道的驱虫药排出体外等。泻药分为刺激性、容积性和润滑性三类。

容积性泻药在肠道难以吸收，大量口服形成高渗压而阻止肠内水分的吸收，扩张肠道，刺激肠壁，促进肠道蠕动。容积性泻药中的镁盐会引起十二指肠分泌缩胆囊素，此激素能刺激肠液分泌和蠕动。一般空腹应用，并大量饮水，1～3小时即发生下泻作用，排出液体性粪便，导泻作用剧烈，故临床主要用于排除肠内毒物。注意：服用容积性泻药可引起反射性盆腔充血和失水，月经期、妊娠妇女及老人慎用。容积性泻药有硫酸镁、硫酸钠等。

由于硫酸镁、硫酸钠下泻作用较剧，所以老人及小孩可以采用食物纤维素下泄。食物纤维素包括蔬菜、水果中天然和半合成的多糖及纤维素衍生物如甲基纤维素、羧甲基纤维素等不被肠道吸收，增加肠内容积并保持粪便湿软，有良好通便作用。可防治功能性便秘。

接触性泻药能影响肠道活动和对肠黏膜中水分和电解质吸收而起导泻作用，包括蒽醌和二苯甲烷类，如大黄、番泻叶和芦荟等植物性泻药。主要作用于大肠，对小肠吸收功能等无影响，故可用于急、慢性便秘。

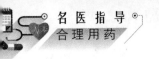

润滑性泻药是通过局部滑润并软化粪便而发挥作用。适用于老人及痔疮、肛门手术患者。

使用泻药应该注意以下几点。

（1）治疗便秘，应对症处理。比如，因为进食过少或者所吃的食物过于精细而引起的便秘，一般不需要使用泻药，只需在饮食习惯方面加以调整。若是因为腹肌或肠肌软弱无力而导致的便秘，则可以服用一些较轻微的泻药帮助排便，若泻药太猛，反而会伤害消化系统的功能。

（2）如果是为了清除胃肠内的毒素，或者帮助驱虫药驱除虫体并排除剩余的药物，就应当选用作用快、泻下力强的泻药，如硫酸镁等，以便达到"彻底大扫除"的目的。但是，在使用强力泻药时，也要考虑患者的体质状况，年纪大、体质较弱的患者不宜药量过重。若用泻药的目的是为了清除肠中毒素，那么，则不宜使用蓖麻油之类的油制品泻药，因为油类泻药不但不能排除脂溶性的毒素，反而会增加人体对毒素的吸收。

（3）还有一些特殊人群不适合使用泻药，比如，尚未查明病因的腹痛患者，病期较长、身体虚弱的患者，已经出现脱水症状、机械性肠梗阻、腹膜炎患者等。孕妇及月经期的妇女如果要用泻药，也应遵照医嘱，尽量少用，以免出现意外。

治疗胆石症的药物有哪些

治疗胆石症的药物主要包括口服溶石药物和利胆药物。

1. 口服溶石药物

口服溶石药物治疗胆石症,是以摄入的胆酸能在小肠内充分吸收且该胆酸又能增加胆固醇的溶解为基础的,所以仅对胆固醇性结石有效,对胆色素性结石和含钙的结石基本无效。鹅去氧胆酸和熊去氧胆酸均能增加胆汁中胆酸的浓度,同时减少肝脏内胆固醇的分泌。鹅去氧胆酸单独使用的溶石率较低,为20%~40%,需服药6~9个月,停药后复发率达50%。长期服药约1/4患者出现肝炎、腹泻和高脂血症等不良反应。建议治疗剂量为非肥胖者每日每千克体重12~15 mg,而肥胖者因胆道内胆固醇含量较多增加至每日每千克体重18~20 mg。熊去氧胆酸的溶石作用较鹅去氧胆酸快,且毒副作用小,但价格较昂贵,其治疗建议剂量为每日每千克体重8~10 mg,肥胖者需加大剂量。由于鹅去氧胆酸和熊去氧胆酸溶胆石的作用有所差异,有人发现联合用药的溶石作用较两者单独用药效率可提高50%,不良反应明显减少,患者容易接受。联合治疗的建议剂量为鹅去氧胆酸每日每千克体重6~8 mg,熊去氧胆酸每日每千克体重5 mg,疗程1~2年,有效率达50%~90%。如连续治疗9个月,仍未见明显溶石效果,常提示结石不易溶解。

2. 利胆药物

利胆中成药的主要组成药物多为金钱草、茵陈、枳壳、大黄、木香、鸡内金及矿物类药,有舒肝、理气、利胆、软坚散结的作用。不少中药的利胆和溶石作用已被临床研究所证实。中成药胆石通、胆石清、消炎利胆片、胆益宁、胆宁、金胆片、胆乐胶囊等,对胆石症、胆囊炎有一定疗效。

泌尿系统疾病药物

尿路感染如何用药

尿路感染是指病原体在尿路中生长繁殖,并侵犯泌尿道黏膜或组织而引起的炎症,是细菌感染中最常见的一种感染。尿路感染分为上尿路感染和下尿路感染,上尿路感染指的是肾盂肾炎,下尿路感染包括尿道炎和膀胱炎。尿路感染是泌尿系统常见疾病,主要使用喹诺酮类和磺胺类药物治疗。

治疗尿路感染的常用喹诺酮类药物有:①氧氟沙星(氟嗪酸、泰利必妥),每次 200 mg,每日 2 次,共用 14 日,口服。常见不良反应为皮疹、胃肠道不适。②环丙沙星(悉复欢),每次 250 mg,每日 2 次,共用 14 日,口服。③司帕沙星(司氟沙星),每次 200 mg,每日 2 次,共用 14 日,口服。常见不良反应为嗳气、腹泻、头痛、头晕。孕妇、哺乳期妇女、幼儿以及对喹诺酮类过敏者慎用。

磺胺类药物的主要优点是在尿中的浓度高、耐药性小、不良反应轻,能抑制阴道前庭和尿道口周围的细菌,因而减少尿路感染再发的机会。

以下几类尿路感染要予以重视。

(1) 男性尿路感染:尽管女性更易患尿路感染,女性罹患尿路感染的概率是男性的 5～8 倍之多,但对男性尿路感染却更要加以重视。这是因为男性尿路感染的病因往往更加复杂,尤其是前列腺炎和前列腺增生是男性尿路感染的常见原因,其病原菌除了大肠埃希菌外,有时还伴有衣原体、支原体的感染。因此,针对男性尿路感染的处理,首先要查清有无前列腺炎及前列腺增生,如果有应与尿路感染兼顾治疗。在抗菌药物的选择上,若无前列腺炎,以喹诺酮类为基本用药,加用头孢菌素或磺胺药,治疗 14 天左右。若合并急性前列腺炎,则需选择对前列腺组织有较高渗透性的抗菌药物,如诺氟沙星、环丙沙星、氧氟沙星、甲氧苄啶-磺胺甲噁唑等,用药治疗 4 周左右。若是慢性前列腺炎,用药时间应延长至 6～12 周。

(2) 老年人尿路感染:老年人罹患尿路感染的概率比青壮年显著增高,在老年人中,大肠埃希菌感染所致者约为 60%。近年来,老年人越来越多地使用导尿管和其他导尿装置,因而不少老年人还易受到变形杆菌、克雷白杆菌、沙雷菌及假单孢菌等革兰阴性细菌的感染。因此,对于老年尿路感染的治疗,最好进行细菌检查和药物敏感试验,以选择针对性强的敏感抗菌药物,提高疗效,缩短病程。凡是需要留置导尿管的老年人,必须加强无菌操作、减少留置时间,以降低感染机会。

(3) 体弱者尿路感染:体质弱及免疫功能低下者可因多种病原体的侵袭而发生尿路感染,大肠埃希菌、葡萄球菌、厌氧菌、变形杆菌、克雷白杆菌及假丝酵母菌(念珠菌)等均可成为致病病原体。这类患者若不注意改善体质和免疫功能,其尿路感染往往迁延不愈,易转为亚临床表现或反复性尿路感染。因此,针对

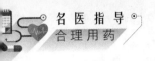
这类患者的处理,必须将支持疗法、免疫疗法和敏感抗菌药物的使用联合起来。只有采取综合治疗措施才能完全奏效。

(4) 糖尿病合并尿路感染:糖尿病患者易受病原体侵袭而合并尿路感染,特别是易受克雷白杆菌、肠杆菌、梭状芽孢杆菌的革兰阴性菌侵袭,且多数情况下为复合感染,控制难度较大。因此,针对糖尿病合并尿路感染的治疗,除严格控制血糖外,需要联合应用抗菌药物。常用头孢菌素或喹诺酮类,外加甲硝唑或替硝唑,疗程在2周以上,以便有效控制感染。

(5) 妊娠期女性尿路感染:妊娠期妇女抵抗力低下,罹患尿路感染的概率是非妊娠期妇女的2～4倍,尿路感染可导致早产儿和低体重儿的风险增加。致病菌主要是大肠埃希菌,尚包括厌氧菌和肠球菌等。妊娠期尿路感染可用头孢类或青霉素类药物治疗,可合用甲硝唑。喹诺酮类药物对胎儿可能具有致畸或其他毒害作用,故妊娠期妇女应避免使用。

慢性肾炎如何用药

(1) 利尿:有水肿的慢性肾炎患者,常应用利尿药物以减轻症状,常用的利尿药有噻嗪类利尿药,如双氢克尿噻,亦可与保钾利尿药螺内酯或氨苯蝶啶合用。水肿重者可用强利尿剂如呋塞米等。如水肿严重,血浆白蛋白明显下降至低于15 g/L者,可给予血浆、血浆白蛋白等提高血浆胶体渗透压后,加用利尿剂以加强利尿效果。

（2）降压：有高血压的慢性肾炎患者往往病情发展较快，所以控制血压对这些患者是非常重要的治疗措施。但降压不宜过快或过低，以防血流量迅速减少，加重肾功能损害，常用的降压药物可以联合使用。噻嗪类利尿药或呋塞米等对贮水贮钠导致血容量扩张引起的高血压有效，还有降低外周血管阻力的作用。血压较高者可选用利舍平、肼苯哒嗪、甲基多巴、可乐定等。硝普钠等药物作用快而猛，故应慎用。对肾功能差的患者，因硝普钠排出困难易蓄积中毒，更要慎用。大剂量受体阻滞剂（如普萘洛尔）对肾素依赖型高血压有效。顽固难治的高血压，可用卡托普利 12.5～25 mg，每日 3 次。

（3）特殊治疗：糖皮质激素及免疫抑制剂仍为目前治疗慢性肾炎的主要药物。可采用泼尼松每日 40～60 mg，顿服或分次服用 6～8 周，有效者渐减少用量，每 2 周减原用量的 10%～20%，减量到每日 15～20 mg 时，可改为隔日服 1 次的办法或原量维持一段时间，以防止反跳，全疗程不应少于 1 年。或泼尼松每日 40～60 mg 与环磷酰胺每日 100～200 mg（口服或静脉注射，1 个疗程总量为 6～8 g，肝功能不良者禁用）合用。

慢性肾炎病情复杂，个体差异较大，患者用药均应得到医生的指导。当病情加重时，应及时前往医院就诊。

慢性前列腺炎如何用药

与其他疾病相比，慢性前列腺炎的用药问题有其特殊性。

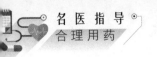

这是为什么呢？因为前列腺脂质包膜的屏障作用造成大多数抗菌药物难以进入前列腺内达到有效的抑菌浓度，只有脂溶性高的碱性药物，与血浆蛋白结合少，对前列腺脂膜弥散性好，才有可能发挥较好的疗效。米诺环素、多西环素均具有较强的穿透力，在前列腺内形成高浓度以抑菌、杀菌，起到治疗目的，因此，被认为是首选药物。米诺环素每次口服 100 mg，每日 2 次，4 周为一疗程。因为此药可能对肝、肾功能有一定影响，少数患者可有眩晕，故患者服药期间应定期去医院检查肝肾功能。同时，每周检查 1 次前列腺液。此外，还可选用红霉素、罗红霉素、复方新诺明、利福平。有规律的性生活，忌酒、咖啡及辛辣食物，理疗、热水坐浴，可减轻局部炎症，促进吸收和改善血液循环，有助于慢性前列腺炎的治疗。

非细菌性慢性前列腺炎发病率比细菌性高 8 倍，这类患者前列腺液检查正常，但有明显的盆腔、会阴部以及尿道痉挛症状，发生原因可能为夫妇长期分居、盆腔充血、中断性交、长途骑车、经常坐位工作。这类患者治疗比较复杂。如致病菌是支原体、衣原体，可采用米诺环素、多西环素等。如前列腺痛可用 α_1 受体阻滞剂特拉唑嗪、哌唑嗪、盐酸坦索罗辛缓释胶囊等。特拉唑嗪为 2 mg 口服，每日 2 次；哌唑嗪每次 0.5～1 mg，每日 3 次，此外辅以镇静剂及心理治疗。前列腺按摩每周 1 次，热水坐浴每日 1 次，以及恢复有规律的性生活。

内分泌系统疾病药物

单纯性甲状腺肿如何用药

(1) 青春发育期或妊娠期的生理性甲状腺肿,可以不给药物治疗,宜多食含碘丰富的海带、紫菜等。对碘缺乏性甲状腺肿患者,用加碘食盐即有疗效。

(2) 弥漫性单纯性甲状腺肿者,可给少量甲状腺素,以抑制垂体前叶促甲状腺激素的分泌。常用剂量为 15~30 mg,每日 2 次,口服,3~6 个月为一疗程。

(3) 左甲状腺素钠(L-T4,优甲乐)片,每日 100~150 μg 治疗有效,且应长期治疗。

(4) 三碘甲状腺素钠(L-T3,碘塞宁)片,每日 40~80 μg。

(5) 甲状腺片,一般用量为每日 60~180 mg,分 1~3 次服用,疗程 3~6 个月,停药后多有复发,故应长期治疗,以维持甲状腺正常大小,其间可调节用量。

(6) 中药治疗多采用化痰软坚原则,可选用海藻、昆布、海带、紫菜、海蛤粉、海螵蛸、海浮石及生牡蛎等含碘丰富食品,但不宜过久,以防碘甲亢。

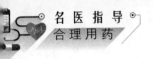

抗甲状腺药物有哪些

抗甲状腺药物主要为硫氧嘧啶类和咪唑类两种,前者有甲硫氧嘧啶和丙硫氧嘧啶,后者有甲巯咪唑(他巴唑)和卡比马唑(甲亢平)。目前国内使用最多的是丙硫氧嘧啶和甲巯咪唑(他巴唑)。

硫脲类治疗的总疗程至少为 2 年,大致可分为 3 个阶段。

(1) 初治阶段:初治剂量需根据病情而定。对于症状严重或甲状腺肿大明显者,剂量应偏大;症状较轻、TGAb 和 TMAb 的滴度极高、突眼明显及合并妊娠者,剂量应偏小。一般而言,对不同程度的患者,甲巯咪唑每日 20～60 mg;丙硫氧嘧啶每日 200～600 mg 较为适宜,均分 3～4 次服用。初治阶段一般为 1～3 个月,症状常于 2～3 周开始缓解,如果服药 3 个月症状仍无改善时,应考虑加大剂量,并检查有无干扰因素,例如服药不规则,以及服用碘剂、感染等应激情况。

多数患者经 3 个月治疗后,多食、多汗、烦躁等症状明显改善,体重渐增,但能否进入减量阶段仍需根据具体情况而定。下列条件可供参考:上述症状明显改善,甲状腺开始缩小,颈部及心前区杂音减弱;FT4、TT4 及 T3 均降至临界范围;在停用 β 受体阻滞剂的情况下,静卧时心率稳定在每分钟 80 次左右。

(2) 减量阶段:符合上述条件进入减量阶段后,可将药物剂量减少 1/3,减量后观察 2～4 周,若病情稳定则再递减 1/3,并密切观察。减量不能过急，当症状出现反跳时应适当回增剂量并稳定 2～4 周。

经 1～3 个月的减量后，若病情仍保持稳定，便开始进入维持量阶段，下列条件可供参考：甲亢的症状、体征基本恢复正常，并稳定至少 2 周；FT4、TT4 及 T3 均在正常范围；超敏 TSH 上升至正常范围；在停用 β 受体阻滞剂的情况下，日常生活时心率能稳定在每分钟 85 次以下。

（3）维持阶段：维持剂量的大小需根据个体情况而定。患者可按照减量阶段的方法递减用药剂量，当减至某一剂量不能再减时（否则就出现症状反跳），即为该患者的维持剂量。实践证明，多数患者的维持量为甲巯咪唑每日 2.5～10 mg，丙硫氧嘧啶每日 25～100 mg。维持阶段至少 1 年。

（4）停药：一般用药 2 年后才考虑停药，停药时须符合下列条件：各种症状、体征消失，病情稳定至少达 1 年；FT4、TT4、T3，超敏 TSH 等指标皆完全恢复正常至少达 1 年；至少连续 2 次 TRAb 检测为阴性，2 次的间隔期为 3～6 个月；平时所需的维持剂量甲巯咪唑每日＜5 mg，丙硫氧嘧啶每日＜50 mg。

在整个用药过程中应每隔 2～3 个月复查甲状腺激素的水平，除可用于判断疗效，还用于防止硫脲类过量引起的药物性甲减，若出现甲减应及时减量。经上述系统性治疗后，多数患者能康复，但对于伴有各种并发症及病情较重的患者，必须根据具体病情综合治疗，此时医生的临床经验甚为重要。

抗甲状腺药物最常见的不良反应为皮疹、肝脏损害、粒细胞减少或缺乏症，其中以粒细胞缺乏症最易漏诊，危害极大。使用

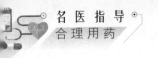
抗甲状腺药物的患者如出现不良反应需及时就医。

抗甲状腺药物最大的缺点是疗程结束后甲亢易复发,用药疗程达3年的患者,复发率仍在50%以上,停药后复发的平均间隔期为1年。据统计,疗程越长,甲亢的复发率越小,故近年主张疗程不宜短于4年。甲亢复发常有诱因,如妊娠、用含碘造影剂或服含碘食物、精神刺激、感染、创伤等,其中以过量服用含碘食物最为常见。

甲状腺功能减退症如何用药

(1) 左甲状腺素钠(L-T4,优甲乐):左甲状腺素钠作用缓而持久,起效较慢,患者易耐受,每日一次,服用方便,且剂量易于掌握,已成为治疗甲减的首选药物。而且左甲状腺素钠(L-T4)的半衰期长达7天,吸收相对缓慢,即使漏服1天也无多大影响,可以于漏服的次日加服1天的剂量。

(2) 干甲状腺粉(片):是由动物甲状腺干燥粉末加工而成,主要含T4和T3,与人的甲状腺比较,动物甲状腺中T3所占比例较大,干甲状腺粉(片)中极大量的T3导致吸收后短期内T3超过生理所需剂量。

替代治疗的具体办法:原发性甲减是一种慢性长期性疾病,可以逐渐使代谢恢复正常,不要求短期内纠正,左甲状腺素钠(L-T4)的初始剂量取决于甲减的严重程度、年龄及身体状况:年轻,无心血管及其他疾病的轻至中度甲减患者可以给予完全替代剂量,即每千克体重 0.5～1.3 μg,这样的剂量可以使 T4 的浓度逐渐升高,随后 T3 浓度缓慢升高,不良反应少;伴心脏病尤其是发生过心肌梗死的患者,应从小剂量开始,起始量每天 12.5～75 μg,每隔 2～3 个月后,经过细致的临床和实验室评估后,增加 12.5 μg,治疗目的是使血 T3、T4 水平恢复正常,原发性甲减患者血 TSH 水平恢复正常。

替代治疗的效果监测:原发性甲减患者甲状腺激素剂量是否合适,通过测定血 TSH 易于确定,正常范围为 0.5～5.0 mU/L。

老年甲减的治疗更应从小剂量开始,逐渐谨慎加量,尤其是有心血管疾病的患者,对补充的甲状腺激素耐受性较差,剂量增加过快或剂量过大,可致代谢亢进,增加心肌耗氧量,有可能引起心绞痛或心肌梗死;甲状腺激素维持量使 T4 恢复正常即可,不必使 TSH 降至正常。

如何科学选择降糖药

降糖药物品种繁多,大体上可分为五大类:磺脲类(如格列本脲、格列喹酮)、双胍类(如格华止、二甲双胍)、α糖苷酶抑制剂(如拜唐苹、倍欣)、胰岛素增敏剂(如文迪雅)、胰岛素制剂。其中,胰岛素制剂和磺脲类主要通过刺激胰岛 β 细胞分泌胰岛素,增加血中胰岛素水平,从而降低血糖,亦可降低正常人的血糖;胰岛素增敏剂和双胍类主要是改善胰岛素抵抗,降低高血糖,不会降低正常人的血糖;α糖苷酶抑制剂主要是延缓肠道对葡萄糖

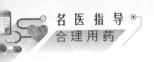
的吸收。每一类药物都各有特点,具有不同的作用时间、降糖效果、服药方式及不良反应。因此,要充分考虑药物的特性,结合患者的具体情况来选择适合的药物。

对于1型糖尿病,自始至终都需用胰岛素治疗,同时配合饮食控制和运动疗法。若血糖控制不理想,可加用α糖苷酶抑制剂;若血糖仍不能控制在比较满意的水平上,则可与双胍类药物联合使用。对于2型糖尿病,初发者首先应该经过2~4周单纯饮食控制和运动治疗,倘若血糖控制不理想,才应开始给予降糖药治疗。

选择药物时可参考以下几点。

1. 根据糖尿病类型选药

1型糖尿病患者需采用胰岛素制剂治疗。2型糖尿病患者一般选用口服降糖药治疗,但在下列情况下需用胰岛素治疗:①饮食、运动及口服降糖药效果不佳;②出现严重急、慢性并发症(如酮症酸中毒、糖尿病视网膜病变、尿毒症);③处于急性应激状态(如严重感染、大型创伤及手术、急性心脑血管事件);④围孕产期。

2. 根据自然病程选药

在2型糖尿病早期,胰岛素抵抗伴代偿性的胰岛素水平升高,首先应该考虑选择改善胰岛素抵抗和(或)延缓葡萄糖吸收的药物。随着病情进一步发展,患者胰岛素分泌功能逐渐衰退,再加用促进胰岛素分泌的药物。当患者体内70%以上胰岛β细胞丧失功能时,就须用胰岛素治疗了。

3. 根据体型选药

对于超重或肥胖的糖尿病患者首选双胍类或α糖苷酶抑制

剂,因为这类药物有胃肠道反应和减轻体重的不良反应,正好化害为利;而对于消瘦的患者,应该优先使用胰岛素促分泌剂(包括磺脲类和苯甲酸衍生物),因为该类药物有增加体重的不良反应,正好一举两得。

4. 根据高血糖时段选药

如果空腹血糖不高,只是餐后血糖高,则首选 α 糖苷酶抑制剂(如拜唐苹)或苯甲酸衍生物(如诺和龙);如果空腹和餐后血糖都高,治疗开始即可联用两种作用机制不同的口服药物,如磺脲类加双胍类,或者磺脲类加噻唑烷二酮类(胰岛素增敏药)。另外,对于初治时空腹血糖达到 13.9 mmol/L、餐后血糖(系餐后 2 小时血糖或口服 75 g 葡萄糖 2 小时后血糖)达到 16.7 mmol/L 的患者,可给予短期胰岛素强化治疗,消除葡萄糖不良反应后再改用口服药。

5. 根据有无合并症选药

如果患者除糖尿病,还患有肥胖、高血压、高脂血症、冠心病等疾病,首先应考虑使用双胍类、噻唑烷二酮类和 α 糖苷酶抑制剂,这些药物既可降低血糖,又能改善心血管病的危险因素;如果患者有胃肠道疾病,最好不要使用双胍类和 α 糖苷酶抑制剂;如果患者有慢性支气管炎、肺气肿等缺氧性疾病,禁用双胍类药物,以免引起乳酸酸中毒;如果患者有肝病,慎用噻唑烷二酮类;如有轻度肾功能不全,最好选用主要经胆道排泄的降糖药(如格列喹酮、诺和龙);如有严重的心、肺、肝、肾等全身性疾病,则最好使用胰岛素。

6. 根据年龄选药

由于老年患者对低血糖的耐受能力差,因此,不宜选用长

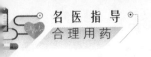

效、强力降糖药物(如格列本脲),而应选择服用方便、降糖效果温和的短效降糖药物(如诺和龙、格列喹酮)。另外,为了避免低血糖带来的风险,老年人的血糖控制目标应适当放宽。

另外,还要充分考虑到患者服药的依从性,对于经常出差、进餐不规律的患者,选择每天只要服用一次的药物(如格列美脲)更为方便适合;对于经济不宽裕的患者,还要将价格因素考虑在内,以确保能够维持长期治疗。

以上是糖尿病治疗选药的一些基本原则,随着糖尿病治疗药物的不断推陈出新,药物的选择也越来越有讲究。增加对药物的了解十分重要,所谓"是药三分毒",而具体选用什么治疗方案,还要听从专业医生的意见,找到最适合的降糖药。

什么情况下需要使用胰岛素

人体胰岛素是由体内胰腺 β 细胞分泌得到的,主要作用是促进血中葡萄糖的转化与利用,维持血糖的正常浓度。糖尿病的发病原因有二:一是胰岛素分泌不足,血糖代谢发生障碍,引起血糖浓度过高,此为 1 型糖尿病;二是胰岛素分泌量是足够的甚至超过正常量,但因相应组织对胰岛素的敏感性降低,导致胰岛素的生化作用效能低下,也就是说胰岛素不能充分发挥作用,此为 2 型糖尿病。这就是说,糖尿病主要是因为体内胰岛素分泌绝对或相对不足造成的。胰岛素作为糖尿病替代治疗药物,在以下情况可考虑使用。

（1）1 型糖尿病，患者必须接受外源胰岛素才能控制血糖水平，维持生命。

（2）糖尿病妇女的妊娠期与分娩期。

（3）糖尿病并发酮症酸中毒及高渗性非酮症昏迷时。

（4）2 型糖尿病经口服降糖药足够剂量治疗一段时间后，血糖始终很高，疗效不明显，可改用胰岛素治疗。

（5）糖尿病患者慢性并发症出现进行性发展，如视网膜病变、神经病变迅速恶化时，或出现糖尿病肾病后。

（6）患者有严重肝肾功能不全。虽然口服药对肝肾没有毒性，但肝肾功能异常，就难以分解药物，会影响疗效的发挥。

（7）空腹血糖明显升高时，需要使用胰岛素来保护胰岛的功能。

（8）患者出现重度感染、严重外伤、急性心肌梗死、高热及中等以上手术等应激状态时。

使用胰岛素要注意哪些问题

胰岛素治疗适合于：①1 型糖尿病患者，约占糖尿病患者总数的 5％；②部分 2 型糖尿病患者在生活方式和口服降糖药联合治疗的基础上，如果血糖仍然未达到控制目标，即可开始口服药物和注射胰岛素联合治疗；③妊娠糖尿病、糖尿病合并妊娠的妇女及继发性糖尿病和特异性糖尿病患者等。使用胰岛素时需注意以下几点。

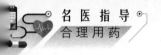

1. 注射时间

胰岛素按起效的快慢和作用时间长短分为超短效、短效、中效、长效以及预混胰岛素。注射胰岛素的时间与饮食的时间密切相关,例如,短效的诺和灵 R 需餐前 30 分钟注射,预混的诺和锐 30 可餐前立即注射。患者控制好注射的时间,既可有效地发挥药物的作用,又可避免发生低血糖。

2. 注射部位

胰岛素的注射部位包括上臂外上侧、腹部、大腿前外侧和臀部外上 1/4 部,这些部位皮下的脂肪组织有利于胰岛素的吸收,神经末梢分布较少,注射的不舒适感觉也相对较少。其中腹部是胰岛素注射优先选择的部位,因胰岛素在腹部的吸收率最高,吸收速度最快,又不受四肢运动的影响,特别适于诺和灵 R、诺和锐等胰岛素。臀部吸收较慢,适用于慢效、长效的胰岛素。

注射胰岛素应当选择未破损的皮肤,按照左右对称轮换的原则,有规律地更换注射部位和区域。两次注射部位需间隔 2.5 cm,约 2 根手指的宽度。腹部注射需避开肚脐周围 5 cm。

3. 进针角度

胰岛素应保证皮下注射,避免进入肌肉层,否则影响药物的吸收,导致血糖出现较大的波动。严禁注入静脉,否则可导致危险。为确保皮下注射,不同患者进针的角度有所不同:①捏起皮肤,45°角进针,适于偏瘦者和儿童;②捏起皮肤,90°角进针,适于正常体重者、偏重青少年和肥胖者的大腿部位;③不捏起皮肤,90°角进针,适于肥胖者腹部注射。

4. 低血糖防治

胰岛素若使用不慎,易引起低血糖,尤其是用量过大或活动量过大而未按时进食者。一旦出现低血糖反应,如心悸、出汗、手抖、饥饿感,老年人甚至可能表现为精神失常、嗜睡、抽搐等症状,应马上进食或饮用糖水,重则应立即静脉注射50%葡萄糖进行解救。

5. 过敏反应

胰岛素可引起局部或全身过敏反应。少数人可发生荨麻疹、血管神经性水肿,极个别人可发生过敏性休克,轻者可用抗组胺药治疗,重者必须使用抗组胺加糖皮质激素药物治疗。

6. 保存

胰岛素制剂一般有效期2年,宜保存在4℃或阴冷干燥处,避免日照与冰冻。

使用胰岛素会"上瘾"吗

对于1型糖尿病和中晚期的2型糖尿病患者要注射胰岛素将血糖控制在理想范围,以延缓糖尿病并发症的发生。但是,很多人特别是2型糖尿病患者认为胰岛素一旦打了以后就要一直打下去,会产生"依赖性",就像"上瘾"一样,对胰岛素有相当的恐惧感,宁愿吃四五种降糖药也不愿打胰岛素,结果不仅血糖控制不好,肝肾功能也受到了损害,这时候再打胰岛素的话,对自身脏器的保护作用已大大减弱,胰岛素也不能在短期内撤除,更让人产生胰岛素会"上瘾"的误解。

在实际诊疗中,医生会建议 1 型糖尿病患者使用胰岛素治疗,对 2 型糖尿病患者,首先会对胰岛功能进行评估,如果胰岛功能确实已经衰竭或是有了衰竭的趋势,则会建议胰岛素治疗。有不少多种降糖药物联合使用不能控制的患者仅使用少量的胰岛素即可获得理想的血糖控制。除此之外,有研究表明,对于 2 型糖尿病患者,早期使用胰岛素,减轻自身胰岛的负担,让其得到充分休息,还有助于胰岛功能的修复和恢复,胰岛素可在使用一个阶段后逐步撤除,仍改为口服降糖药治疗。再者,相对于口服降糖药来说,胰岛素的不良反应是最小的,因为胰岛素本来就是人体内存在的内分泌激素,只不过糖尿病患者的分泌量远远小于正常人,需要找"外援"而已。早期使用胰岛素,不仅保护了自身的重要脏器,延缓并发症发生,而且还避免了胰岛素所谓的"瘾头"。

随着医疗技术的进步,胰岛素的剂型、给药方式和给药途径都有了长足发展。目前胰岛素有超短效、短效、中效和长效剂型,可以一天注射 4 次、3 次、2 次和 1 次,可以单独使用、放入胰岛素泵中或联合口服药物治疗,灵活机动。除了皮下注射外,口服的、雾化吸入的、皮下埋植的胰岛素也在研发之中。胰岛素的使用将会越来越方便,可以为不同的患者"量身定做",给病患带来更多的益处、更小的痛苦和心理负担。

神经精神系统疾病药物

如何选择安眠药

　　失眠患者选择安眠药要根据失眠类型来定,即根据入睡困难、易醒和失眠的时间长短来选择:入睡困难者适宜选用短效安眠药,主要有三唑仑、咪达唑仑;睡眠中易醒或早醒者适用长效安眠药,如地西泮(安定)、硝西泮(硝基安定)等,严重的一过性失眠者适宜使用小剂量短效安眠药1~2晚;短期失眠使用安眠药不宜超过3周,安眠药可选用短效的,长期失眠者适用长效安眠药。同时,要按失眠时的症状来用药:伴有焦虑症状者,以阿普唑仑、地西泮比较合适;伴有自主神经症状者,以替马西泮较好;伴有肢体抽搐的失眠者,氯硝西泮、三唑仑、硝西泮疗效较好;对抑郁症造成的失眠在开始使用抗抑郁药的早期可同时服用阿普唑仑等苯二氮䓬类安眠药,待抑郁症状缓解后逐渐减量,睡眠好转、抑郁症状消失后要继续抗抑郁药物治疗3个月以上,防止复发。

　　长时间使用安眠药的患者是不能突然停药的,必须逐渐减量,之后再停用,以免发生戒断综合征。对于需要较长时间服用短效安眠药的患者,最好经常改换药品的品种,以避免产生耐药性。如果连续服药超过6个月后需要停药时,为避免可能产生的

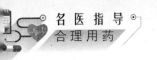
戒断反应,应该以长效药物替代后再停药。

偏头痛如何用药

偏头痛是神经内科常见病,女性较男性多见,多表现为一侧头部反复发作的搏动性痛,头痛剧烈时伴有恶心、呕吐。在安静、黑暗环境中休息或睡觉后头痛可缓解,经过一段间歇期后可再次发病。头痛有时可持续数日至数十日。

精神紧张时,及时给予镇静剂(如安定)与镇痛剂(如索米痛片)合用可使头痛较快缓解。呕吐明显时,可给予甲氧氯普胺或潘多立酮等。头痛发作时还可给予非甾体类消炎止痛药,如阿司匹林或吲哚美辛,在头痛发作早期应用效果较好。麦角胺咖啡因片为偏头痛特效药,每次 1~2 片。若不能缓解发作,0.5~1 小时后追加 1 次。注意单次发作用量不要超过 6 片,每日总量不要超过 12 片(儿童减半),过量会产生麦角中毒。孕妇及严重心、肺、肾疾病患者禁用。

在单独用药效果不明显的情况下,应采取联合用药治疗。

(1) 阿司匹林+地西泮:阿司匹林为水杨酸类解热镇痛药,能够抑制前列腺素的合成而产生镇痛作用。安定起镇静作用,可缓解患者紧张、恐惧的情绪,从而有利于偏头痛的缓解。阿司匹林与安定联合适用于治疗急性发作期偏头痛。

(2) 麦角胺咖啡因片+苯巴比妥:麦角胺能直接收缩血管,使颅外动脉和小动脉搏动幅度减少,从而减轻头痛症状。咖啡因有镇痛作用,与麦角胺合用可发挥协同作用,是治疗急性发作期偏头痛的首选药物。苯巴比妥具有镇静、抗惊厥作用,与咖啡因麦角胺片合用可增强其镇痛作用,因此这两种药物联合适用于偏头痛急性发作期,最好在偏头痛发作的先兆期就使用。

(3)氟桂利嗪+镇脑宁:氟桂利嗪是长效高选择性钙离子拮抗剂,能抑制钙离子引起的血管收缩,防止缺血引起的细胞黏滞性过高和血小板聚集。镇脑宁主要有效成分为川芎、藁本、细辛、天麻、水牛角等,具有息风通络、镇静、镇痛、改善微循环、增加脑流量等作用。两者联用对偏头痛有很好的预防作用。

(4)尼莫地平+天舒胶囊:尼莫地平是一种钙离子通道阻滞剂,可选择性地作用于脑血管平滑肌,扩张脑血管,增加脑血流量,显著减少血管痉挛引起的缺血性脑损伤。天舒胶囊主要成分是天麻和川芎,它能够抑制血小板聚集、抗凝血、抗血栓形成、改善脑部微循环,增加脑血流量,调节血管活性物质浓度,双向调节脑血管异常舒缩功能,同时还有抗缺血、抗缺氧作用。两者均有治疗偏头痛的作用,联用可增加疗效。

(5)氟桂利嗪+阿司匹林:近年来发现偏头痛与体内钙离子"超载"有密切关系,血小板聚集是引起偏头痛的又一因素。氟桂利嗪功效如前述,联用阿司匹林能更好地抑制血小板的聚集,故其治疗偏头痛有显著疗效。方法是每晚睡前口服氟桂利嗪5 mg 和肠溶阿司匹林 50 mg, 30 天为一疗程。

(6)氟桂利嗪+复方丹参片:氟桂利嗪是一种选择性的钙离子拮抗剂,是起效快且安全的脑循环代谢改善剂,可防止脑血管平滑肌收缩,同时增加脑的血流量和氧分压,提高脑组织对缺氧

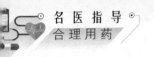
的耐受能力,有益于恢复脑缺血和脑缺氧引起的损害。丹参可活血化瘀,改善脑组织微循环,解除脑部血管平滑肌痉挛,并提高其血氧供应力度,调节自主神经系统舒缩血管功能,同时还能宁心安神。西比林与复方丹参片联用能互相协调提高疗效,促进恢复脑细胞正常功能。

三叉神经痛如何用药

原发性三叉神经痛是指面部三叉神经分布区反复发作的、短暂的剧烈疼痛,多见于女性,常在 40 岁以上发病。绝大多数为单侧性,个别病例为双侧性。治疗三叉神经痛的药物如下。

(1) 卡马西平:1962 年 Blom 首先报道运用卡马西平治疗面部疼痛。卡马西平是目前治疗三叉神经痛的首选药物。其机制是降低脊髓三叉神经核的神经元对刺激的反应。初服 200 mg,每日 1~2 次,症状不能控制时,每日增加 100 mg,直至疼痛缓解或出现不良反应,每日最大剂量为 1 000~1 600 mg。约 30% 的病例出现不良反应,某些为剂量依赖性,如头晕、嗜睡、眼球震颤等;另一些为非剂量依赖性,如药物性肝炎、骨髓抑制、低钠血症、充血性心力衰竭、皮疹等。孕妇忌用。周期性监测血常规非常必要,开始 2 个月每周 1 次,以后每年 4 次。剂量调整主要依靠临床症状的缓解程度和是否出现不良反应,血药浓度测定没有帮助。

(2) 苯妥英钠:1942 年 Bergouignan 首先运用苯妥英钠治疗

面部疼痛。其机制可能也是降低脊髓三叉神经核的神经元对刺激的反应。目前仅用于复发或不能耐受卡马西平的病例,每日200~500 mg。与抗癫痫治疗不同,血药浓度与疼痛控制的效果不相关。不良反应有皮疹、肝脏损害、骨髓抑制等。

(3)巴氯芬:为氨酪酸的衍生物。作用机制可能是在氨酪酸受体突触前与之结合,抑制兴奋性氨基酸的释放,抑制单突触反射和多突触反射,缓解痉挛状态。每次 5 mg,每日 3 次。常见的不良反应有恶心、皮疹、头昏、嗜睡、肝功能影响、诱发癫痫等。

(4)七叶莲:为木通科野木瓜属又名假荔枝的一种草药。止痛疗效达 60% 左右。口服,每次 0.4 g,每日 4 次。无严重不良反应,少数可有口干、中上腹不适、食欲减退、轻微头昏等,停药后可恢复。与苯妥英钠、卡马西平合用可提高疗效。

如何选用抗癫痫药物

癫痫发作时常伴有意识障碍、运动性抽搐、感觉或行为异常以及自主神经功能紊乱等。治疗方法主要包括病因治疗、药物治疗、手术治疗及心理治疗等。其中,合理应用抗癫痫药物是制胜之本,也是目前临床最常用的关键性治疗手段。

癫痫发作类型不同,药物的选择也不一样。正确判断癫痫患者的癫痫类型是很重要的,然后根据类型选择有效的药物。如果患者出现多种癫痫发作类型,如大发作和小发作混合发作

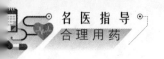

的患者,应同时选用控制大发作和小发作的药物,或选用能控制两种发作的广谱抗癫痫药。临床选择药物主要根据发作类型、药物的不良反应、患者的年龄以及既往的药物过敏史等来确定。

(1) 全身强直阵挛性:首选丙戊酸钠,其他可选药物为地西泮(安定)、苯妥英钠、苯巴比妥、卡马西平。

(2) 失神小发作:首选丙戊酸钠,其他可选药物为乙琥胺、氯硝西泮、丙戊酰胺、硝西泮。

(3) 单纯部分性发作:首选苯妥英钠,其他可选药物为扑痫酮、苯巴比妥、卡马西平。

(4) 复杂部分性发作:首选卡马西平,其他可选药物为扑痫酮、苯巴比妥、苯妥英钠。

(5) 肌阵挛性发作:首选硝西泮,其他可选药物为氯硝西泮、地西泮、苯巴比妥、苯妥英钠、丙戊酸钠。

(6) 原发性新生儿癫痫:首选苯巴比妥,其他可选药物为苯妥英钠。

(7) 儿童良性癫痫:首选丙戊酸钠,其他可选药物为卡马西平、苯妥英钠。

(8) 小运动型发作(Lennox-Gastaut 综合征):可选用丙戊酸钠、硝西泮(硝基安定)等。

另外,大发作与失神小发作混合型首选丙戊酸钠,大发作与肌阵挛发作混合型首选丙戊酰胺。大发作与部分性发作混合型首选卡马西平。持续状态可选用氯硝西泮、地西泮、苯妥英钠、苯巴比妥。

癫痫的药物治疗要遵循哪些原则

(1) 早期治疗:一年内有两次癫痫发作后,就需积极治疗,治疗越早效果越好。

(2) 用药要精:尽量单药治疗,既能避免药物的相互作用使疗效下降,又可减少不良反应的发生。

(3) 规律用药:抗癫痫药物必须不间断地、有规律地分次服用,严格掌握服用方法和剂量。

(4) 长期服药:抗癫痫药物必须长期服用,有的需要维持几年甚至终身,服药时间越长,复发频率越低。

(5) 逐渐停药:停药是一个相当漫长的过程,切不可突然停药,一般要经过1~2年。即使换药治疗也切忌骤停原药,需在加用的药物达到稳态的血药浓度后,再递减原药。此病只有坚持正规有序的药物治疗,才能获得较好的临床疗效,从而有效地控制癫痫发作。

抗菌药物

什么是抗菌药物

抗菌药物一般是指具有杀菌或抑菌活性的药物,包括各种抗生素,以及磺胺类、喹诺酮类、咪唑类、硝基咪唑类等化学合成药物。

什么是抗生素

抗生素是指由细菌、放线菌、真菌等微生物或高等动植物在生活过程中所产生的具有抗病原体或其他活性的一类次级代谢产物,能干扰其他生活细胞发育功能的化学物质。临床常用的抗生素有微生物培养液中提取物以及用化学方法合成或半合成的化合物。抗生素在一定浓度下对病原体有抑制和杀灭作用。

什么是耐药性

耐药性又称抗药性,一般是指病原体对药物反应降低的一种状态。由于长期使用抗菌药物,应用剂量不足时,病原体通过产生使药物失活的酶、改变膜通透性阻滞药物进入、改变靶结构或改变原有代谢过程而产生的。耐药性严重者可使多种抗菌药物失效。

抗菌药物分为几类

抗菌药物有抗生素和化学合成抗菌药物,常用的抗菌药物主要可以分为八大类:①β内酰胺类,包括青霉素类、头孢菌素类、碳青霉烯类、含酶抑制剂的β内酰胺类及单环酰胺类等;②氨基糖苷类;③四环素类;④喹诺酮类;⑤叶酸途径抑制剂类;⑥氯霉素;⑦糖肽类,包括万古霉素和替考拉宁;⑧大环内酯类。抗菌药物的应用需根据不同的感染性疾病进行合理选择。

抗菌药物为什么凭处方才能购买

由于较长一段时间内人们对药物治疗疾病过于相信和崇拜,忽视了药物有不良反应的发生,尤其是抗菌药物的广泛应用,在治疗疾病中起到了一定的效果,但是也引起了很多不良反应,如氨基糖苷类抗菌药物引起耳毒性作用,青霉素类抗菌药物引起变态(过敏)反应等,造成了一定的伤害。故现在国家药品食品监督管理局已将药物的安全问题放在头等位置,开展了合理使用抗菌药物的宣传活动,让老百姓在使用药物时要注意其

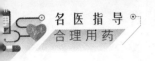

不良反应,及早发现问题,及时停药,及时就诊,减少不必要的伤害。现在规定凡抗菌药物均需凭医生处方购买,这样做的目的是能在医生的指导下用药,也是对患者的用药安全负责。

抗菌药物滥用有何危害

1928年,英国细菌学家弗莱明发明了青霉素,开创了感染性疾病治疗的新纪元,几十年来,挽救了数以千百万计的生命,为人类健康立下了不可磨灭的功勋。目前,作为治疗细菌感染性疾病的主要药物,是世界上应用最广、发展最快、品种最多的一类药物。

近年来,由于人类对于抗菌药物的滥用,狡猾的细菌开始对人类展开致命的反击。美国1982—1992年间死于传染性疾病的人数上升了40%,死于败血症者上升了89%。其主要原因是耐药菌带来的治疗困难。据美国《新闻周刊》报道,仅1992年全美就有13 300名患者死于抗菌药物耐药性细菌感染。

中国是世界上滥用抗菌药物最为严重的国家之一,由此造成的细菌耐药性问题尤为突出。临床分离的一些细菌对某些药物的耐药性已居世界首位。中国人将可能率先进入"后抗生素时代",亦即回到抗生素发现之前的黑暗时代,那绝对是一场重大灾难。

20世纪20年代,医院感染主要是链球菌,到了90年代,产生了耐甲氧西林的金黄色葡萄球菌、肠球菌,耐青霉素的肺炎链球菌、真菌等多种耐药菌。喹诺酮类抗菌药物进入我国仅 20 多年，耐药率已经达 60%～70%。耐青霉素的肺炎链球菌，过去对青霉素、红霉素、磺胺等药物都很敏感，现在几乎"刀枪不入"。铜绿假单胞菌对阿莫西林、头孢呋辛钠(西力欣)等 8 种抗菌药物的耐药性达 100%，肺炎克雷白杆菌对头孢呋辛钠、头孢他啶(复达欣)等 16 种抗菌药物的耐药性高达 50%～100%。而耐甲氧西林的金黄色葡萄球菌除万古霉素外已经无药可治。多重耐药菌引起的感染对人类健康造成了严重的威胁，滥用抗菌药物已经使人类付出了沉痛的代价。20 世纪 50 年代在欧美首先发生了耐甲氧西林金黄色葡萄球菌的感染，这种感染很快席卷全球，有 5 000 万人被感染，死亡达 50 多万人。

我国有 5 000 万～8 000 万名残障人士，1/3 是听力残疾，其中 60%～80% 的致聋原因与使用过氨基糖苷类抗生素有关。

随意更换、增加、联合使用抗菌药物等现象导致不良反应增多，影响神经系统、肝、肾、骨髓等功能。随意使用抗菌药物会使人体正常菌群平衡失调，还容易引发新的感染。

抗菌药物的主要不良反应有哪些

(1) 变态(过敏)反应：由于个体差异，任何药物均可引起变态反应，只是程度上的不同。严重的变态反应可在短时间内致人死亡。易引起变态反应或过敏性休克的药物主要有青霉素类、头孢菌素类、氨基糖苷类、四环素类、氯霉素、林可霉素、磺胺

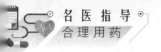
类等抗菌药物。

(2)肝损害:通过直接损害或过敏机制导致肝细胞损害或胆汁瘀积的药物主要有四环素、氯霉素、依托红霉素、林可霉素等。

(3)肾损害:大多数抗菌药物均以原形或代谢物经肾脏排泄,故肾脏最容易受其损害。主要有氨基糖苷类(庆大霉素等)、磺胺类、头孢菌素类(尤其是第一代)、多黏菌素B、两性霉素B等。

(4)神经系统损害:可表现为头痛、失眠、抑郁、耳鸣、耳聋、头晕以及多发性神经炎,甚至神经肌肉传导阻滞。多见于氨基糖苷类,如链霉素、卡那霉素,以及新霉素、多黏菌素B等。

(5)血液系统损害:白细胞、红细胞、血小板减少,甚至再生障碍性贫血、溶血性贫血。主要见于氯霉素、多柔比星(阿霉素)、链霉素、庆大霉素、四环素、青霉素、头孢菌素等。

(6)二重感染:长期或大剂量使用广谱抗菌药物,由于体内敏感细菌被抑制,而未被抑制的细菌以及真菌则趁机大量繁殖,引起菌群失调而致病,以老年人、幼儿、体弱及合并应用免疫抑制剂的患者为多见。以白假丝酵母菌、耐药金黄色葡萄球菌引起的口腔、呼吸道感染以及败血症最为常见。

如何预防和处理抗菌药物的不良反应

药物不良反应有些是很难避免的,有些是可以避免的,用药时注意下述几点可预防或减少不良反应。

（1）首先应了解患者的过敏史或药物不良反应史，这对有过敏倾向和特异质的患者十分重要。

（2）肝病和肾病患者，除选用对肝肾功能无不良影响的药物外，还应适当减少剂量。

（3）用药品种应合理，避免不必要的联合用药，还应了解患者自用药品的情况，以免发生药物不良相互作用。

（4）应用新药时，必须掌握有关资料，慎重用药，严密观察。

（5）应用对器官功能有损害的药物时，须按规定检查器官功能，如应用利福平、异烟肼时检查肝功能；应用氨基糖苷类抗生素时检查听力、肾功能；应用氯霉素时检查血常规。

（6）用药过程中，应注意发现药物不良反应的早期症状，以便及时停药和处理，防止进一步发展。

（7）应注意药物的迟发不良反应，这种反应常发生于用药数月或数年后，如药物的致癌、致畸作用。

小儿应当慎用或禁用的抗菌药物有哪几类

（1）喹诺酮类药物：主要包括诺氟沙星、环丙沙星和氧氟沙星。由于它们抗菌谱广、杀菌力强、口服后吸收良好，临床应用较广。经动物实验及临床观察发现，此类药物可引起儿童关节软骨损害，影响骨骼生长发育，因此不宜用于 14 岁以下的儿童。

（2）四环素族药物：包括四环素、多西环素（强力霉素）和米

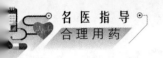
诺环素。四环素族药物被人体吸收以后,会和血液中的磷酸钙结合,沉积在生长阶段的骨骼和牙齿上,影响骨骼的正常生长,使牙釉质发育不良,牙齿变黄,并容易形成龋齿,故小儿应忌服这类药物。

(3)氨基糖苷类药物:如庆大霉素、卡那霉素、链霉素等。这类药物主要对听神经和肾脏有一定的毒性作用,注射此类药物后可引起耳聋和肾脏损害,尤其在长期大剂量用药时容易发生。而且,年龄越小,发生的概率越大。因此,应当严把用药指征,非病情必需时,不要轻易选用这类药物,且剂量不宜过大,疗程不宜太长。

(4)磺胺类药物:如复方磺胺甲噁唑片(复方新诺明)和磺胺嘧啶等。这类药物主要经肾脏排泄,对肾脏具有一定的刺激和毒性作用,如果在服用这类药物期间,不注意多喝水,很容易使磺胺药物在尿中结晶而堵塞肾小管,损害肾脏,造成尿量减少或无尿。因此,在服此类药物时,要多喝水或同时服用小苏打以碱化尿液,使结晶溶解,以减少这种不良反应的发生。此外,磺胺类药物还可引起粒细胞减少,故婴幼儿要慎用这类药物,新生儿应禁用。

(5)氯霉素类:此类药物对骨髓有抑制作用,严重的可引起再生障碍性贫血。新生儿在使用氯霉素时,若剂量较大(每日100 mg/kg 体重)可导致灰婴综合征,表现为呕吐、拒食、腹胀、体温下降、呼吸困难、休克、皮肤呈灰紫色,可在数小时内死亡。故小儿应慎用,新生儿禁用。

常见的抗菌药物使用误区有哪些

（1）价格贵的较好：抗菌药物绝对不是越贵越好，比如同一种疾病支气管炎症，引起的病菌就有数十种之多，针对感染细菌的抗菌药物才是有效果的。

（2）新药优于老药：其实每种抗菌药物优势劣势各不相同，要因病而异。有的老药药效稳定、价格便宜，加上不经常使用，疗效反而可能更好。

（3）家里储存抗菌药物：在家里最好不要储备抗菌药物，这样可以避免乱用药，贻误治病的时机，并能避免误服过期、变质、失效的抗菌药物。

（4）见效快的才好：使用普通抗菌药物一两天后未见明显好转，就换用其他的抗菌药物，或联合使用其他抗菌药物。这样的做法很容易导致抗菌药物耐药。其实对急性感染，抗菌药物一般要用3～5天才能起作用。请记住，使用抗菌药物的原则：能用低级的不用高级的，用一种能解决问题的就不用两种。

（5）无规律服用：也许你早已知道抗菌药物用多了不好，于是经常在病情有所缓解时，便自作主张将服用剂量减少。殊不知抗菌药物的药效有赖于其在体内达到一定的浓度，如达不到，不但不能彻底灭菌，反而会使细菌产生耐药性。而那种为了尽快恢复健康而加大剂量的行为，也会造成同样的后果。

（6）预防性使用：当周围的人感冒发热或生其他病时，有的

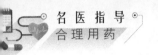
人便吃些抗菌药物,以为可以预防被传染。然而在大多数情况下这样做不但不能有效预防感染的发生,而且可能会带来不良反应,并且增加产生耐药的机会。

长期使用抗菌药会致癌吗

美国研究人员进行了一项长期跟踪研究,该研究比较了2 266例乳腺癌患者和8 000名对照者使用抗菌药物的情况,结果发现,17年内合计使用抗菌药物超过500天或者超过25次处方使用,患乳腺癌的风险将增加2倍。研究者之一美国匹兹堡大学公共卫生学院Roberta Ness博士指出:这个风险非常大,远远超出使用雌激素导致患乳腺癌的风险增加30%～40%的水平。另一位研究者,美国国家癌症研究所Stephen Taplin博士指出:这个结果还需进一步研究证实。但是,这个问题已经不是第一次被提出,早在1999年,芬兰的一项1 000名女性跟踪研究已经得到过相似的结果。

长期使用抗菌药物一方面能够使食物中的一些抗癌作用消失(如纤维素),另一方面可以降低人体免疫力。

(1) 长期用抗菌药物预防感染,可使机体处于一种"依赖"抗菌药物的状态,从而不能主动调动免疫系统与病原微生物做斗争。久而久之,免疫系统就会因得不到"刺激"和"锻炼"而丧失免疫功能,一旦病原菌入侵就无法对付。

(2) 有些抗菌药物对内脏有损害。如四环素、红霉素、氯霉素、灰黄霉素等,对肝脏有一定的毒性作用。肝脏受损,制造免疫球蛋白的功能就会下降,间接地削弱了机体免疫功能。有些抗菌药物如氯霉素可致白细胞减少甚至发生再生障碍性贫血。由于血中或骨髓中具有免疫活性的细胞减少,也可降低免疫功能。

(3) 滥用抗菌药物,可使人体内一些正常而有益的细菌(如肠道双歧杆菌)减少,导致局部保护作用减弱或消失,也会得病。还有些抗菌药物,如链霉素、氯霉素、红霉素、头孢唑啉和多黏菌素 B 等都能抑制免疫功能,削弱机体抵抗力。人体免疫力的降低,不但容易导致癌症,而且可以引起多种疾病,危害人体健康。所以我们一定要合理使用抗菌药物,避免不必要的使用,尤其是普通感冒,千万不要滥用抗菌药物。

林可霉素滴眼液也会引起不良反应吗

有一患者用林可霉素眼药水滴眼后第二天晨起发现眼部皮肤表面小丘疹,上下眼睑水肿,眼球胀痛,眼角流泪水,左边头痛多日,约 2 周后才逐渐恢复正常。这是什么原因引起的呢?

从病史分析肯定为用药引起的变态(过敏)反应。滴眼液引起如此的不良反应比较少见。林可霉素本身有不良反应,例如:胃肠道反应,引起恶心、呕吐,舌炎;变态(过敏)反应,引起皮疹、多形性红斑;肝功能损害,引起黄疸,血清氨基转移酶升高;引起白细胞减少、血小板减少,眩晕、耳鸣等。长期使用可发生菌群失调,出现伪膜性肠炎。长期应用此药,应定期监测肝功能及血

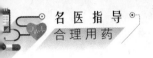

常规。严重肾功能不全者，应根据情况减少使用剂量。特别提醒此药不可静脉直接推注，进入静脉速度太快则可致低血压甚至心跳暂停。孕妇及1月龄以下新生儿、哺乳妇女禁用；深部真菌病患者及肝功能不全者慎用。林可霉素与红霉素合用可发生拮抗作用。还可引起呼吸困难、听力下降、四肢无力、吞咽困难、休克样反应等，故提醒医生严格掌握适应证，加强临床用药监护，使用前应注意询问患者的药物过敏史。

阿莫西林能否经常服用？会有不良反应吗

阿莫西林是一种青霉素类抗生素，用于敏感菌所致呼吸系统感染，如支气管炎、肺炎、泌尿系统感染、软组织感染等。不良反应包括变态反应（皮疹）、胃肠道反应、血清氨基转移酶升高、嗜酸性粒细胞增多、白细胞下降及耐药菌等或引起的二重感染等。在肌内注射或静脉给药时须进行青霉素G皮试。皮试阳性者不能使用本药。故这类药物要在医生的指导下应用，防止出现意外。

出现任何药物不良反应都是因患者的个体差异而言，故应用任何药物都要注意。

什么是合理使用抗菌药物的"三不三问"

保证合理使用抗菌药物要牢记"三不三问"要点，并在生活当中实践,可以防止抗菌药物滥用造成的危害。

(1) 不自行购买——抗菌药物是处方药物,不要自己当医生,有病一定要去就医。

(2) 不主动要求——抗菌药物是用来对付细菌的,所以要在确定细菌感染时才有疗效,这就需要专业的评估。如果是感冒就医,有90%的感冒都不是细菌感染,而且抗菌药物并不能加速复原,不必主动向医生要求开抗菌药物。

(3) 不随便停药——抗菌药物治疗针对不同的细菌及目的,有一定的疗程,一旦需要使用抗菌药物来治疗,就要认真地按时服药,直到疗程结束为止,以维持药物在身体里的足够浓度,以免制造出抗药性细菌。

看病的时候,与医生多一点互动,学会三问。

(1) 我生的病与细菌感染有没有关系?只有向医生询问,才能更了解自己的身体及疾病的成因。

(2) 我需要吃抗菌药物吗?针对不同的疾病,有不同的治疗方法,比如过敏与细菌感染所需的治疗措施,都不一样,只有细菌感染才需要使用抗菌药物治疗,有些疾病甚至不需要使用药物也会自己痊愈。所以,应向医生询问自己的疾病是否是细菌感染,是不是真的非服抗菌药物才能痊愈。

(3) 我应该如何吃抗菌药物?一旦确定诊断,经医生判断需使用抗菌药物治疗,也应询问医生正确的用药方式,包括多久服一次及该服多久。如果症状改善,是否可以自行停止服药,以及这次领的药吃完后,是否还需复诊,这些问题都应该在门诊时间清医生,并在领药时询问药剂师哪一种是抗菌药物,服药时需注

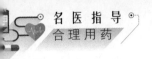

意些什么,这样才能做到药到病除。

只要能做到这"三不三问",就可以有效地防止抗菌药物滥用。

常用的头孢菌素有几种

头孢菌素(先锋霉素)类抗生素是临床上常用的抗菌药物,按发现年代以及抗菌性质可分为第一、二、三、四代。1962—1970年发现生产的为第一代,如头孢噻吩(先锋霉素Ⅰ)、头孢噻啶(先锋霉素Ⅱ)、头孢氨苄(先锋霉素Ⅳ)、头孢唑啉(先锋霉素Ⅴ)、头孢拉啶(先锋霉素Ⅵ)。1970—1976年生产的为第二代,如头孢孟多、头孢替定、头孢呋辛等。1976—1983年发现生产的为第三代,如头孢布烯(头孢布坦)、头孢哌酮(先锋必)、头孢曲松(头孢三嗪、菌必治)、头孢他啶(复达欣)等。第四代是八十年代中期开发的,大多数品种尚在试验中,目前主要的有头孢吡肟、头孢匹罗等。

头孢菌素(先锋霉素)类抗生素与青霉素相似,均属于β内酰胺类抗菌药,临床上最常用的有如下几种。

(1) 头孢唑林(先锋霉素Ⅴ):用于呼吸道感染、尿路感染、肝脓肿、败血症等。成人0.5 g,每日2~4次;儿童每日每千克体重20~100 mg,分2~4次,肌内注射或静脉给药。

(2) 头孢氨苄(先锋霉素Ⅳ):用于肾盂肾炎、尿路感染、咽峡炎、呼吸道及肺部感染,成人每次0.25~1.0 g,每日3~4次;儿童每日每千克体重 30～100 mg,分 4 次口服。

(3) 头孢哌酮(先锋必):用于泌尿系感染、呼吸道感染、腹膜炎、胆囊炎、脑膜炎、败血症、淋病等,成人每次 1～2 g,每 12 小时 1 次;儿童每天每千克体重 50～200 mg,分 2 次,肌内注射或静脉给药。

(4) 头孢曲松(菌必治):用于脑膜炎、肺炎、腹膜炎、皮肤软组织感染、淋病、败血症等严重感染。成人每次 1～2 g,每日 1 次。

儿童和孕妇可否服用诺氟沙星

诺氟沙星(氟哌酸)是喹诺酮类抗菌药物,是 20 世纪 80 年代研制的广谱抗菌药物,抗菌活性强、组织穿透性能好,与其他抗菌药物几乎无交叉耐药性,具有毒性低、不良反应少等优点。但动物实验表明,它可影响幼龄动物的软骨生长。近来有研究表明,这类药物可使人体骨骺线提前骨化。

骨骺线是人体骨骼的生长发育点,长在四肢长骨的两端。儿童在 12～15 岁之前,骨骺线细胞十分活跃,这样才使儿童不断长高。如果处在这个时期的儿童服用氟哌酸等喹诺酮类药物,一些儿童的骨骺线就会过早骨化,影响儿童长高。所以,儿童不宜服用氟哌酸等喹诺酮类药物,并且孕妇和哺乳妇女也不宜使用,以免此类药物通过母体影响婴幼儿的正常生长发育。

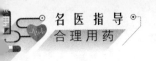

治疗灰指甲的伊曲康唑与
氟康唑哪个不良反应小

　　以氟康唑和伊曲康唑为代表的第三代抗真菌药物是目前临床上治疗深部真菌感染的首选药物。氟康唑、伊曲康唑等咪唑类药物主要是通过竞争性抑制真菌羊毛甾醇 14α 去甲基化酶而发挥作用，使羊毛甾醇蓄积、细胞膜结构功能组成如麦角甾醇的合成缺乏，导致真菌膜通透性和膜上许多酶活性改变，从而抑制真菌的生长。但是咪唑类抗真菌药物同时能够作用于人体的多个细胞色素 P450 蛋白，特别是人类细胞色素 P450 酶中 3A4 酶，而细胞色素 P450 中的 3A4 及 2C8～2C10 酶是成人肝脏中主要的酶，因此具有较严重的不良反应，其不良反应发生率高达 10%～16%。

　　伊曲康唑注射液的不良反应有消化道不良反应，血清肌酐增加，斑丘疹、荨麻疹等皮疹，水肿，中枢神经系统反应等。值得注意的是，伊曲康唑注射液可导致肝脏损伤和心脏衰竭。动物试验表明，它对心肌具有负性肌力作用。

　　氟康唑的不良反应有恶心、腹痛、腹泻、胃肠胀气、皮疹等，亦可出现氨基转移酶升高。

孕妇使用甲磺酸左氧氟沙星注射液对胎儿会有影响吗

甲磺酸左氧氟沙星是全合成喹诺酮类药物,该药在说明书注意事项中明确规定,孕妇、哺乳期妇女禁用,说明是肯定不能使用。

药物对人类的致畸作用,既不可能通过药物的分类预测,也不能靠通过其药理学和毒理学预测。由于种系特异性,通过动物实验来预测药物对人的致畸性的能力有限。在药物获准上市而进行的人体临床试验中,通常不包括致畸性研究,妊娠妇女通常属于剔除对象,尤其是那些在动物实验中怀疑有致畸作用的药物,一概不能使用。而有些药物尚未设对照的妊娠妇女研究,或尚未对妊娠妇女及动物进行研究,这类药物只有在权衡对孕妇的益处大于对胎儿的危害之后,方可使用。

治疗阴道假丝酵母菌感染是否可使用甲硝唑静脉滴注

甲硝唑(灭滴灵)有强大的杀灭滴虫作用,通过在虫体内转变为还原形式而破坏其脱氧核糖、核酸(DNA)结构,从而损害DNA模板功能,为治疗阴道滴虫病的首选药物。此外,对肠道

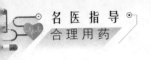

及组织内阿米巴原虫也有杀灭作用,可用于治疗阿米巴痢疾和阿米巴肝脓肿,疗效与依米丁相仿。其优点是毒性小、疗效好、口服方便、适应范围广。本品有抗厌氧菌作用,可用于治疗厌氧菌引起的牙周炎等,还可用于治疗贾第鞭毛虫病、酒渣鼻。适应证为阴道滴虫病、细菌性阴道病、牙周炎等。外用可用于治疗疖疮、酒渣鼻和痤疮,而阴道假丝酵母菌感染用甲硝唑治疗效果甚微。

克拉霉素有何不良反应？是否会引起静脉炎

口服克拉霉素后,某些病例有胃肠道不适(如恶心、胃灼热、腹痛或腹泻)、头痛和皮疹,氨基转移酶可能暂时升高,中止服药后便可恢复正常。也可能发生变态(过敏)反应,轻者为药疹、荨麻疹,重者为过敏性休克。曾有发生短暂性中枢神经系统不良反应的报道,包括焦虑、头晕、失眠、幻觉、噩梦或意识模糊。然而,其原因和药物的关系仍不清楚。克拉霉素引起静脉炎的可能性不大。

左氧氟沙星有哪些不良反应

左氧氟沙星(来立信)作为新一代喹诺酮类抗菌药,适用于敏感革兰阴性菌和革兰阳性菌引起的轻、中度呼吸系统,泌尿系统、消化系统、皮肤软组织,以及口腔科、耳鼻喉科、眼科、皮肤科等感染,淋球菌、沙眼衣原体所致的尿道炎、宫颈炎等症。

偶见胃纳差、恶心、呕吐,焦虑、失眠、头晕、头痛,皮疹,血清丙氨酸氨基转移酶、总胆红素升高等,程度大多轻微,疗程结束后即可消失。

对喹诺酮类药物过敏者,妊娠、哺乳期妇女,16 岁以下患者及癫痫患者禁用。

青霉素类药物有何配伍禁忌

青霉素类药物是临床最常用的抗生素之一,在严重感染或危重病的抢救中,常与其他药物配合使用,因此应注意配伍禁忌。

(1) 不可与大环内酯类抗生素,如红霉素、麦迪霉素、螺旋霉素等合用。因为红霉素等是快效抑菌剂,当服用红霉素等药物后,细菌生长受到抑制,使青霉素无法发挥杀菌作用,从而降低药效。

(2) 不可与碱性药物合用。如在含青霉素的溶液中加入氨茶碱、碳酸氢钠或磺胺嘧啶钠等,可使混合液的 pH>8,青霉素可由此失去活性。

(3) 青霉素在偏酸性的葡萄糖输液中不稳定,长时间静脉滴注过程中会发生分解,不仅疗效下降,而且更易引起变态(过敏)反应。因此青霉素应尽量用生理盐水配制滴注,且滴注时间不可过长。

(4) 青霉素在干燥状态下较稳定,一旦溶解即不断分解。其

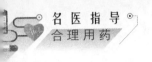
溶液放置的时间越长,分解也越多,且致敏物质也不断增加。因此要"现配现用",不宜溶解后存放,以保证药效,减少致敏物质的产生。

(5) 每日 1 次静脉滴注给药方法并不可取。因为当停止滴入后,体内药物迅速消除,待第二天给药,因间隔时间过长,细菌又大量繁殖。

(6) 在抢救感染性休克时,不宜与间羟胺或去氧肾上腺素混合静滴。因为间羟胺与青霉素 G 可起化学反应,生成酒石酸钾(钠),影响两者的效价;去氧肾上腺素与青霉素 G 钾(钠),可生成氯化钾(钠),使两者效价均降低。

(7) 不可与维生素 C 混合静脉滴注。因为维生素 C 具有较强的还原性,可使青霉素分解破坏,且维生素 C 注射液中的每一种成分,都能影响氨苄西林的稳定性,使其降效或失效。

(8) 不可与含醇的药物合用。如氢化可的松、氯霉素等均以乙醇为溶媒,乙醇能加速 β 内酰胺环水解,而使青霉素减效。

(9) 青霉素与酚妥拉明、去甲肾上腺素、阿托品、氯苯那敏(扑尔敏)、辅酶 A、细胞色素 C、维生素 B_6、催产素、利舍平、苯妥英钠、氯丙嗪、异丙嗪等药混合后,可发生沉淀、混浊或变色,应禁忌混合静脉滴注。

庆大霉素是否会引起听力下降

庆大霉素属氨基糖苷类抗生素,由于在抗感染方面使用方便,不像青霉素类易引起变态(过敏)反应,且对变形杆菌、铜绿假单胞菌有较好的杀灭作用,故临床上特别是在农村基层,该药运用广泛、使用率高。

但氨基糖苷类抗生素的不良反应会造成内耳前庭感觉器和耳蜗听觉感受器(螺旋器)中毛细胞的直接损害,所引起的药物中毒性耳聋和聋哑症在临床中并不少见。前庭功能损害主要表现为平衡失调、眩晕、恶心、呕吐及眼球震颤等,常为暂时性;而听力减退后则尚缺少有效措施助其恢复。故对老年及小儿患者、肾功能不全以及属高敏体质者,应慎用氨基糖苷类抗生素。有条件时宜进行电测听及前庭功能监测。

庆大霉素耳中毒的发生虽可由上述因素所决定,但由于耐药性因人而异,因此难以预测具体患者是否会出现耳中毒的并发症。为此,可在使用庆大霉素之始就观察耳中毒的临床症状。高频听力下降是耳中毒的早期症状,脑干电反应测听主要是测定高频听力,在用药期间应反复测定患儿听力,如有听力下降,立即停药。

如何正确服用异烟肼

(1)服用异烟肼时每日饮酒,易引起本品诱发的肝脏毒性反应,并加速异烟肼的代谢,因此需调整异烟肼的剂量,并密切观察肝毒性征象。应劝告患者服药期间避免乙醇(酒精)饮料。

(2)含铝制酸药可延缓并减少异烟肼口服后的吸收,使血药

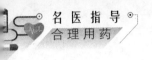
浓度减低,故应避免两者同时服用,或在口服制酸剂前至少 1 小时服用异烟肼。

(3) 抗凝血药(如香豆素或茚满双酮衍生物)与异烟肼同时应用时,由于抑制了抗凝药的酶代谢,使抗凝作用增强。

(4) 与环丝氨酸同服时可增加中枢神经系统不良反应(如头昏或嗜睡),需调整剂量,并密切观察中枢神经系统毒性征象,尤其对于需要从事灵敏度较高工作的患者。

(5) 利福平与异烟肼合用时可增加肝毒性的危险性,尤其是已有肝功能损害者或为异烟肼快乙酰化者,因此在疗程的头 3 个月应密切随访有无肝毒性征象出现。

(6) 异烟肼为维生素 B_6 的拮抗剂,可增加维生素 B_6 经肾排出量,因而可能导致周围神经炎,服用异烟肼时维生素 B_6 的需要量增加。

(7) 与肾上腺皮质激素(尤其泼尼松龙)合用时,可增加异烟肼在肝内的代谢及排泄,导致后者血药浓度降低而影响疗效,在快乙酰化者更为显著,应适当调整剂量。

(8) 与阿芬太尼合用时,由于异烟肼为肝药酶抑制剂,可延长阿芬太尼的作用;与双硫仑合用可增强其中枢神经系统作用,产生眩晕、动作不协调、易激惹、失眠等;与恩氟烷(安氟醚)合用可增加具有肾毒性的无机氟代谢物的形成。

(9) 与乙硫异烟胺或其他抗结核药合用,可加重后两者的不良反应。与其他肝毒性药合用可增加本品的肝毒性,因此宜尽量避免。

(10) 异烟肼不宜与酮康唑或咪康唑合用,因可使后两者的血药浓度降低。

（11）与苯妥英钠或氨茶碱合用时可抑制两者在肝脏中的代谢，而导致苯妥因钠或氨茶碱血药浓度增高，故异烟肼与两者先后应用或合用时，苯妥因钠或氨茶碱的剂量应适当调整。

（12）与对乙酰氨基酚合用时，由于异烟肼可诱导肝细胞色素P450，使前者形成毒性代谢物的量增加，可增加肝毒性及肾毒性。

（13）与卡马西平同时应用时，异烟肼可抑制其代谢，使卡马西平的血药浓度增高，而引起毒性反应。卡马西平可诱导异烟肼的微粒体代谢，形成具有肝毒性的中间代谢物增加。

（14）本品不宜与其他神经毒药物合用，以免增加神经毒性。

使用青霉素类药物应注意些什么

青霉素类抗生素包括天然青霉素，如青霉素G等；耐酶青霉素，如苯唑西林（苯唑青霉素）等；广谱青霉素，如氨苄西林（氨苄青霉素）、羧苄西林（羧苄青霉素）、阿莫西林（羟氨苄青霉素）等。因其结构中有β内酰胺环，故又称为β内酰胺类抗生素。青霉素类的作用是干扰细菌细胞壁的合成，而哺乳类动物的细胞没有细胞壁，所以青霉素对人体的毒性很低，达到有效杀菌浓度的青霉素对人体细胞几乎无影响。但使用时应注意如下几点。

（1）尽管青霉素类药物毒性较低，但有少数人对本类药物过敏，如产生皮疹、药物热、哮喘、血管神经性水肿，甚至过敏性休

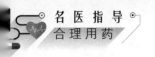
克,以后者最为凶险,常于注射或皮试时发生,大约50%在几秒至5分钟内发生,其余在20分钟左右发生,应十分注意。凡初次注射或停药3天后再用者,都应做皮肤过敏试验。如果皮试阴性,可以使用,但出现胸闷、气喘、皮肤发痒等异常症状者,不宜注射。注射青霉素后,应观察20分钟,一旦发生过敏性休克,应立即用肾上腺素、氢化可的松等抢救。

(2)目前使用青霉素剂量越来越大,有采用大剂量(1 000万U以上)或超大剂量的倾向。使用大剂量青霉素可干扰凝血机制而造成出血,偶然因大量青霉素进入中枢神经而引起中毒,可产生抽搐、神经根炎、大小便失禁,甚至瘫痪等"青霉素脑病"。因此不要随意加大剂量。

(3)青霉素类药物不宜溶解后存放,应"现配现用"。因为青霉素溶液放置时间越长,分解也越多,而且致敏物质也不断增多,易导致药效降低以及变态(过敏)反应的发生。

(4)应尽量避免局部使用青霉素,避免过分饥饿时注射青霉素,因此时容易引起变态反应。

伊曲康唑有什么不良反应？
使用时有哪些注意事项

伊曲康唑是一种合成的广谱抗真菌药,为三氮唑衍生物,对皮肤癣菌(毛癣菌属、小孢子菌属、絮状表皮癣菌)、酵母菌[新生隐球菌、糠秕孢子菌属、念珠菌属(包括白念珠菌、光滑假丝酵母菌和克柔假丝酵母菌)]、曲霉菌属、组织胞质菌属、巴西副球孢子菌、申克孢子丝菌、着色真菌属、技孢霉属、皮炎芽生菌以及各种其他的酵母菌和真菌感染有效。

1. 使用注意事项

(1) 胃酸降低:胃酸降低时会影响本品的吸收。接受酸中和药物(如氢氧化铝)治疗的患者应在服用伊曲康唑至少 2 小时后再服用这些药物。胃酸缺乏的患者,如某些艾滋病患者及服用酸分泌抑制剂(如 H_2 受体拮抗剂、质子泵抑制剂)的患者,服用伊曲康唑时最好与可乐饮料同服。

(2) 儿科应用:因伊曲康唑用于儿童的临床资料有限,因此建议不要把伊曲康唑用于儿童患者,除非潜在利益优于危害。

(3) 对持续用药超过 1 个月的患者,以及治疗过程中如出现厌食、恶心、呕吐、疲劳、腹痛或血尿的患者,建议检查肝功能。如果出现异常现象,应停止治疗。

(4) 如果患者肝功能异常,则不应该使用本药。除非治疗的必要性超过肝损坏的危险性。

(5) 伊曲康唑绝大部分在肝脏代谢。肝硬化患者服药后的生物利用度降低。如必须服药,建议监测伊曲康唑的血浆浓度并采用适宜的剂量。

(6) 当发生神经系统症状时应终止治疗。

(7) 对肾功能不全的患者,本品的口服生物利用度可能降低,建议监测本品的血浆浓度以确定适宜的剂量。

(8) 在妊娠的大鼠和小鼠中使用高剂量的伊曲康唑(分别为每日每千克体重 40 mg 和每千克体重 80 mg,或更高)时,发现伊曲

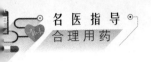
康唑会增加动物胎儿畸形的发生率。尚无妊娠妇女应用伊曲康唑的研究。因此，仅在因深部真菌感染危及生命时，经权衡利弊，潜在的益处大于用药可能产生的危险时，妊娠妇女才可使用伊曲康唑。

(9) 仅有很少量的伊曲康唑分泌到人乳中。因此，哺乳妇女使用时应权衡利弊。

(10) 本品不影响驾驶及使用机器的能力。

2. 不良反应

在已报道的伊曲康唑的不良反应中常见胃肠道不适，如厌食、恶心、腹痛和便秘。其他较少见的不良反应包括头痛、可逆性肝酶升高、月经紊乱、头晕和变态(过敏)反应(如皮肤瘙痒、红斑、风团和血管性水肿)。有个例报道出现了外周神经病变和史蒂文斯·约翰逊(Stevens Johnson)综合征(重症多形红斑)，但后者的原因不明。尤其是已有重要的潜在的病理改变并同时接受多种药物治疗的大多数患者，在接受伊曲康唑长疗程治疗时(大约1个月)可见低血钾症、水肿、肝炎和脱发等症。

服用头孢哌酮会出现哪些不良反应

头孢哌酮为第三代广谱半合成头孢菌素，能对抗多种 β 内酰胺酶的降解作用，抗菌谱广，对革兰阳性菌及阴性菌均有作用，如金黄色葡萄球菌(包括产生或不产生青霉素酶的菌株)、肺炎链球菌、大部分 β 溶血性链球菌株、大肠埃希菌、克雷白杆菌属、产柠檬酸菌属、流感嗜血杆菌、奇异变形杆菌、普通变形杆菌、沙门菌属和志贺菌属、铜绿假单胞菌、淋病奈瑟菌及脑膜炎奈瑟菌等。

用于敏感菌引起的呼吸道、泌尿生殖道、胆道、胃肠道、腹腔、五官、皮肤和软组织等部位的感染。对外伤、烧伤感染,败血症及中枢感染也有效,如呼吸系统感染、腹膜炎、胆囊炎、肾盂肾炎、尿路感染、脑膜炎、败血症、骨和关节感染、盆腔炎、子宫内膜炎、淋病、皮肤及软组织感染等。

不良反应发生率约为4%,其中皮疹多见(2%)。主要不良反应有如下几种。

(1) 变态(过敏)反应:引起的主要症状是斑丘疹、荨麻疹、药物热等。可致过敏性休克并哮喘,致急性喉头水肿。

(2) 消化系统:稀便、腹泻、腹痛,暂时性血清氨基转移酶、碱性磷酸酶、尿素氮或肌酐升高。可致上消化道出血。

(3) 双硫仑样反应:饮酒易出现双硫仑样反应(酒醉貌反应),即使少量乙醇经皮肤吸收进入血液循环也可出现反应。典型的双硫仑样反应是饮酒后5～10分钟面部发热、面色猩红、头痛,严重者呼吸困难、出汗、口干、血压下降,直立时虚脱,烦躁不安,甚至因休克、呼吸抑制、心肌梗死、急性心力衰竭、惊厥而死亡。

(4) 血液系统:嗜酸性粒细胞增多,轻度中性粒细胞减少,血小板减少,凝血酶原时间延长及活力降低,甚至诱发出血现象等见于个别用药者,可表现为牙龈出血。有报道可引起低钾血症,其特点为女性多于男性,老年较多,部分可无临床症状,停药后部分可自行恢复。

(5) 神经系统:有引起精神症状的报道。

(6) 心血管系统:心律失常,可致频发室性期前收缩(早搏)。

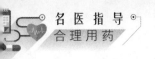

（7）其他：可出现菌群失调、二重感染。

幼儿注射头孢呋辛过敏是否有后遗症

头孢呋辛是一种半合成第二代头孢菌素。对金黄色葡萄球菌、链球菌、脑膜炎球菌、流感杆菌、克雷白杆菌、大肠埃希菌、奇异变形杆菌、沙门菌、志贺菌等有高度抗菌作用。幼儿注射头孢呋辛过敏并引起昏厥的原因很多，过度紧张、恐惧而昏倒最多见，其为血管抑制性昏厥，又称反射性昏厥或功能性昏厥，体位性昏厥、排尿性昏厥也属此类。其他尚有心源性、脑源性、失血性、药物过敏性昏厥等。昏厥的临床表现为突然头昏、眼花、心慌、恶心、面色苍白、全身无力，随之意识丧失而昏倒。

幼儿注射该药过敏并导致昏厥，可能对幼儿以后的生长和大脑发育有影响，这方面的具体情况最好去医院让医生检查后作出鉴定，同时自己也要观察小孩各方面发育情况，如有异常及时向医生报告。

头孢唑林有哪些不良反应

偶有嗜酸性粒细胞增多症伴皮疹、发热、恶心、呕吐、头痛、腹泻，少数患者有血清氨基转移酶升高、白细胞或血小板减少等反应。有休克者禁用。对青霉素类及头孢菌素类药物过敏者、肾功能不全者慎用。本品不可与氨基糖苷类抗生素混合注射,以免降低效果。

盐酸克林霉素有哪些不良反应

（1）胃肠道反应:包括恶心、呕吐、腹痛、腹泻等症状,严重者有腹绞痛、腹部压痛、严重腹泻(水样或脓血样),伴发热、异常口渴和疲乏(假膜性肠炎)。腹泻、肠炎和假膜性肠炎等可出现于治疗中或停药后。

（2）变态(过敏)反应:通常以轻到中度的麻疹样皮疹最为多见,其次为水疱样皮疹和荨麻疹,偶见多形红斑、剥脱性皮炎,部分表现为 Stevens Johnson 综合征。

（3）可出现肝功能异常、肾功能异常,偶见中性粒细胞减少和嗜酸性粒细胞增多等。

使用某些抗生素时为什么会有出血倾向

已知某些 β 内酰胺类抗生素可降低凝血酶原水平。抗生素还可以通过破坏肠道菌群来降低维生素 K 水平,因为肠道细菌可合成维生素 K。因此,饮食减少并服用抗生素可引起维生素 K 缺乏及出血倾向。当使用含甲基硫代四唑的 β 内酰胺类抗生素时,维生素 K 依赖性羧化酶受抑制,导致更快地出现出

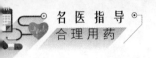

血倾向。

血小板功能也可被数种抗生素破坏,如羟氨苄西林(羟氨苄青霉素)或羧噻吩西林(羧噻吩青霉素)。血小板功能还会受一些 β 内酰胺类抗生素影响(如拉氧头孢)并引起出血时间延长。一些患者接受 β 内酰胺类抗生素治疗时会出现凝血酶原降低和血小板功能障碍"双毒"。服用维生素 K 及最低有效剂量抗生素,可避免出血的发生。当使用这些抗生素的患者有出血表现时,输注血小板治疗有效。

抗微生物药和常用的免疫抑制剂之间有什么相互作用

环孢素和他克莫司(tacrolimus, FK506)在肝脏由细胞色素 P450 代谢。诱导或抑制 P450 的抗微生物影响这些免疫抑制药的代谢。利福平和利福布汀上调细胞色素 P450,促进环孢素的代谢,导致血药浓度下降。红霉素、阿奇霉素、克拉霉素、酮康唑、伊曲康唑和氟康唑下调细胞色素 P450,减少环孢素的代谢,导致血药浓度升高。另外,环孢素可加重氨基糖苷类抗生素的肾毒性。

治疗结核病的药物会引起肝肾功能损害吗

目前在全球范围内,不管是发达国家还是发展中国家,结核病仍然是传染病杀手之一,全球现有结核病患者约 2 000 万人,每年新发生患者约 900 万人,每年死亡人数高达 300 万人。而解决结核病流行最有效和最符合"投入效益"的原则是全程督导、短程化学疗法战略,在大多数国家和地区未能被采纳应用。日益严重的多种耐药病例增多,如不立即采取强有力的措施,将造成结核病更为严重的流行和威胁。

利福平是重要的抗结核药物,作用机制是抑制结核菌核糖核酸的形成。不良反应有头昏、失眠、烦躁和周围神经炎,常规剂量时仅少数病例可出现肝功能障碍,但原有肝脏病变者应慎用,并注意监测肝功能。变态(过敏)反应包括药物热、皮疹和白细胞减低。

利福平加异烟肼是极广泛采用的联合治疗方案,由于两药合用可能加重肝功能损害,故应注意临床症状和肝功能监测。初始涂阳者(包括涂阴粟粒型结核或伴有空洞者)可加用吡嗪酰胺片和链霉素。吡嗪酰胺片是对细胞内结核菌有较强杀菌作用的抗结核药,对繁殖静止菌均有明显作用,但作用机制未明。不良反应包括肝脏损害,故肝功能异常者忌用,它也可抑制尿酸自肾排出,引起痛风。链霉素为氨基糖苷类抗生素,对结核杆菌有明显杀菌作用。作用机制是改变细菌膜通透性,造成氨基酸和核苷酸外逸并妨碍核糖核酸形成,从而抑制蛋白质合成。主要对细胞外、繁殖期、碱性环境的结核菌有杀灭作用,而对细胞内、静止期菌和酸性环境的结核菌无作用。不良反应最常见为对脑神经损害,硫酸链霉素主要引起晕眩和平衡失调,双氢链霉素主要引起听力障碍,及时停药可恢复。此外,亦可引起可逆性蛋白尿和肾功能不全,变态(过敏)反应表现为发热和皮疹。

激素类药物

服用米非司酮流产失败是药物质量有问题吗

药物流产有其优越性。手术流产如果处理不当,有可能造成诸如宫颈损伤、子宫穿孔等机械损伤,而药物流产绝无这种不良反应,也不会人为地影响日后的生育能力。米非司酮(商品名息隐)完全流产率可达 92%～95%。但心、肝、肾疾病患者,肾上腺皮质功能不全者,青光眼和哮喘患者,过敏体质以及带宫内节育器妊娠者等禁止使用米非司酮引流。对于每日吸烟超过 10 支或嗜酒者治疗效果不佳。

药物流产有两个不足之处:一是与手术流产相比出血时间较长;二是用药不规范者和极少数对药物不敏感者无法或无法完全排出胚囊和蜕膜,遇此情形,医生将补做清宫术。这不属于药物质量问题。

糖皮质激素是否能常用

糖皮质激素属于肾上腺皮质激素,临床上应用较为广泛,但它明显具有功过参半的特点。糖皮质激素的代表药物有氢化可的松、地塞米松、泼尼松等。

激素之功在于：对抗过强而有害的炎性反应，抗过敏、抗休克与毒血症，治疗多种自身免疫性疾病，平喘，抗移植排斥反应，治疗肾上腺皮质功能不全，辅助治疗部分病毒性心肌炎、保护脑实质减轻脑水肿、某些恶性血液病的化疗，参与纠正急性心力衰竭、垂体性昏迷、甲状腺危象以及多种神经系统炎性疾病等。

激素之过在于：降低抗感染及抗肿瘤的免疫功能、升高血糖、诱发上消化道出血，长期使用会因水钠潴留而致高血压、骨质疏松、胎儿畸形缺陷及流产、早产的发生。此外，皮肤上不适当地搽用激素类制剂会引发或加重皮肤的各种感染。

长时间给予较大剂量的糖皮质激素会引起糖类、蛋白质、脂肪及水电解质等一系列物质代谢紊乱，会破坏机体的防卫系统和抑制免疫反应能力，会严重抑制丘脑—垂体—肾上腺轴，因而可引起一系列严重的不良反应和并发症，有些并发症可以直接威胁到患者生命。

糖皮质激素的罕见不良反应如下。

（1）心绞痛：激素所致心绞痛的机制可能是由于激素快速进入人体内引起去甲肾上腺素和肾上腺素分泌过多，兴奋 α 受体，导致血管收缩，冠状动脉阻力增加，发生心肌缺血。

（2）急性胰腺炎：激素能增加胰腺分泌和胰液黏稠度，导致微细胰管阻塞，胰腺泡扩大及胰酶溢出，同时激素可导致高脂血症及全身感染等而引起急性胰腺炎。

（3）类固醇肌病：大量使用激素可导致蛋白异化亢进、肌肉

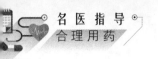

萎缩和纤维化,出现对称性肌张力低下。主要原因是下肢近端肌肉的严重受侵,难以蹲位站起是其特征。

(4)股骨头缺血性坏死:长期使用激素引起脂肪肝及高脂血症,来源于中性脂肪的栓子易黏附于血管壁上,阻塞软骨下的骨终末动脉,使血管栓塞造成股骨头无菌性缺血坏死。

(5)肺动脉栓塞:激素具有抑制纤维蛋白溶解和使红细胞、血小板增多之作用,从而增加凝血因子。因此,长期使用激素,在治疗中一旦出现气急、咯血或休克者,应高度警惕肺动脉栓塞的可能。

(6)精神异常:激素可增强多巴胺 β 羟化酶及苯乙醇-N-甲基转换酶的活性,增加去甲肾上腺素、肾上腺素的合成,去甲肾上腺素能抑制色氨酸羟化酶活性,降低中枢神经系统 5-羟色胺浓度,扰乱两者递质的平衡,出现情绪及行为异常。

(7)胆道出血:长期使用激素可诱发动脉硬化,使血管内膜肿胀及增生,上皮细胞脂质沉着,弹性组织破碎产生血管脆弱症及坏死性血管炎。因此,长期使用激素者,一旦出现右上腹痛、黄疸及黑便,应警惕有胆道出血的可能。

妇女使用糖皮质激素不要忘记保护骨骼,使用糖皮质激素第一年内的骨质丢失达 10%。

(8)类库欣综合征:长期应用超生理剂量糖皮质激素,可引起和库欣综合征相似的临床表现。一般使用泼尼松每日 20 mg 以上,持续时间在 1 个月以上,类库欣综合征表现即可陆续出现,如向心性肥胖、多毛、皮肤变薄、肌萎缩、骨质疏松、月经紊乱或阳痿、精神症状、类固醇性糖尿病等。

（9）糖尿病：糖皮质激素有促进糖原异生、降低组织对葡萄糖的利用、抑制肾小管对葡萄糖的重吸收作用，因而长期应用超生理剂量糖皮质激素者，或多或少会引起糖代谢的紊乱，约半数患者会出现糖尿病或糖耐量受损。这里有两种情况：一种是患者本身有糖尿病的遗传倾向，在应用糖皮质激素后很快表现出来；另一种是本身无遗传倾向，应用糖皮质激素后出现了糖尿病。后者称为类固醇性糖尿病，这类糖尿病对降糖药物不太敏感，所以应在控制原发病的基础上，尽量减少糖皮质激素的用量，最好停药，如不能停药，应酌情给予口服降糖药或注射胰岛素治疗。

（10）肌萎缩或骨质疏松：糖皮质激素使蛋白质分解代谢加速，合成代谢减慢，出现明显的负氮平衡，表现为肌无力、肌萎缩、皮肤薄、伤口不易愈合、骨质疏松。骨质疏松的原因很复杂，除蛋白质代谢紊乱外，糖皮质激素还能减少小肠对钙离子的吸收，干扰骨形成，增加骨吸收，继发性刺激甲状旁腺激素（PTH）分泌。其中儿童、绝经期妇女、低钙摄入或长期卧床的患者骨质疏松更为严重。此外，还会引起骨无菌性坏死，好发部位为一侧或双侧股骨头，其次为股骨髁或胫骨髁，都是负重和活动较多的骨端。也常累及关节，形成骨关节炎，称为糖皮质激素性关节病。

（11）诱发或加重感染：长期应用糖皮质激素，可减弱机体防御疾病的能力，有利于细菌及其他致病体的生长、繁殖和扩散，可诱发新的感染或体内潜伏的感染病灶活动起来，甚至波及全身，以年迈体弱者尤甚。长期应用较大剂量糖皮质激素后出现

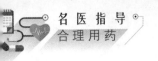

全身性严重感染,包括严重的深部真菌感染、铜绿假单胞菌感染的病例不少见。用药过程中出现皮肤、口腔、肠道、胆道、泌尿道感染,并发展为细菌性或真菌性败血症者也不少见。这类感染常常症状较隐匿,临床表现较轻,但后果极其严重,作为临床医生应密切注意观察,切不可掉以轻心。

(12) 诱发和加重溃疡病:长期用糖皮质激素可诱发胃、十二指肠溃疡,其特点为多个溃疡的出血、穿孔发生率较高,发生在胃窦部者多见,十二指肠者较少。激素引起的溃疡病,具有隐匿性,症状多无或轻微,易被忽视。如果在口服糖皮质激素同时服用阿司匹林,则更易诱发溃疡。泼尼松剂量减至每日 20 mg 以下,诱发溃疡病的可能性则大大减少。

(13) 诱发精神症状:应用糖皮质激素的患者,普遍有一种欣快感,易兴奋、失眠、情绪不稳定,少数会出现严重的精神症状,包括幻觉、精神错乱,有精神病者或精神病家族史者更易发生。用药数天即可有严重精神症状,停药后可消失。

(14) 抑制丘脑-垂体-肾上腺轴:较大的单剂量糖皮质激素即可引起丘脑-垂体-肾上腺轴的抑制,一般数小时内即可恢复。但如用泼尼松每日 20 mg,连用 1 周,则抑制明显,并持续 1～2 周才能恢复;每日应用糖皮质激素治疗 1 年以上者,停药后丘脑-垂体-肾上腺轴的恢复需半年至 1 年的时间。由于丘脑-垂体-肾上腺轴的严重抑制,使激素减量困难,并在停药后如遇应激,很容易出现肾上腺危象。为避免丘脑-垂体-肾上腺轴的严重抑制,应尽量采用隔日给药法。事实证明,隔日给药者丘脑-垂体-肾上腺轴的抑制明显减轻,并易于恢复。

糖皮质激素停药前后有什么不良反应

（1）撤药综合征：在撤药过程中，患者常诉严重乏力、关节肌肉酸痛、情绪低沉、不思饮食，甚至恶心、呕吐。这不一定是患者体内肾上腺皮质激素水平过低，而常常与患者对激素从高水平降至低水平不能适应有关。如出现此种情况，可加大激素用量，待症状消失后再逐渐减量。

（2）反跳现象：由于过快停药或减量太快，引起原有疾病病情加剧恶化。此时应加大糖皮质激素用量，其量应大于上次减量前的剂量，并加用非类固醇药物（如布洛芬、吲哚美辛、雷公藤等），待病情控制后再慢慢减量，速度要比前减慢。

（3）肾上腺危象：如前已提及，患者丘脑-垂体-肾上腺轴常有明显抑制，在停用外源性糖皮质激素后患者肾上腺皮质功能实际上是低的，遇到不大的应激都有可能诱发危象。如有危象出现，应予积极处理。

如何早期发现糖皮质激素引起的股骨头坏死

糖皮质激素导致股骨头坏死，多数患者于使用激素后数月至2年内发病，由于股骨头坏死早期症状较少甚至无任何症状，因此，对于有激素使用史即使无临床症状的患者，也不要大意，

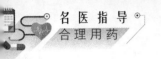
如出现髋部或膝关节内侧疼痛,更应及时到医院专科就诊。

疼痛常常是股骨头坏死最早的临床症状,通常是慢性隐痛,疼痛症状并非长期持续,经休息或减少活动,症状往往减轻或自行消失。有些患者仅在髋部、臀部及大腿后侧感牵掣不适,易被误诊为"风湿""腰椎间盘突出症"等病。因此,凡有激素用药史而出现髋关节疼痛或臀部及大腿后侧牵掣不适的患者,建议减少双髋关节负重活动,停止一切剧烈运动,并尽快到髋关节专科诊治。

突然停用雌激素会危害健康吗

近年来,绝经期前后的女性,为防治更年期综合征和骨质疏松,应用雌激素替代疗法的越来越多。随着该类药的广泛应用,其并发症也日渐增多。除体内激素失调综合征、子宫内膜增生出血之外,由于突然停用雌激素而突发心脏病者也屡屡发生。国外有报道,107例有胸痛症状的女性,其中多数人雌激素水平低于 25 μg/ml 以下(绝经后水平),最初未被医生诊断出来,曾用硝酸甘油、β受体阻滞剂、钙通道阻滞剂等心血管疾病药物治疗无效,后服用雌激素,症状很快缓解了。目前已知雌激素可起扳机作用,使机体释放精氨酸,转而释放扩张血管的一氧化氮。当雌激素水平突然下降时,血管便会收缩,以致引发心血管危象。因此,凡长期服用雌激素的人,绝不可突然停药。需要停药时,应逐渐减量后停用。

促蛋白合成类固醇的潜在不良反应是什么

(1) 内分泌:在男性引起睾丸萎缩、精子减少,女性型乳房;在女性引起多毛、男性化。

(2) 肌肉骨骼:骨骺闭合过早。

(3) 皮肤方面:痤疮、脱发、暂时毛发稀少。

(4) 肝脏:胆汁排泄功能损害引起的阻塞性黄疸,肝功能试验指标异常,肝炎性紫癜(肝炎的一种类型,在肝小叶有血液瘀积),良性和恶性肿瘤。

(5) 心血管:高血压,高密度脂蛋白减少、低密度脂蛋白增加。

(6) 心理:攻击行为,心境时好时坏,性欲增强。

服避孕药阴道出血怎么办

避孕药主要成分为人工合成的类固醇激素、雌激素和孕激素。服避孕药期间,发生阴道不规则出血,在医学上称为"突破性出血"。引起的原因:一是漏服或未按规定服药,使激素的含量不能保持在正常水平,以致子宫内膜发生脱落而引起阴道出血;二是避孕药片质量受损、开裂,使药物剂量不够,不足以维持子宫内膜正常状态而引起阴道出血;三是个体差异,如服避孕药后有的女性身体不能立即适应而引起阴道出血。

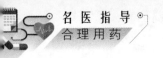

不同原因引起的阴道出血,需区别处理。

(1) 正确掌握避孕药的服药方法,按时服药,保管好药片,药片受潮、磨损、开裂的不可再服用。

(2) 由于个体差异,服避孕药后体内激素水平不平衡而引起阴道出血,不要因害怕而自行停药,要继续坚持服药,不然会出血更多。

(3) 如果出血发生在月经的前半周期(1～14 天),可从出血之日起,每天加服炔雌醇 1～2 片,与原避孕药同服到第 22 天停药。如果出血发生在月经的后半周期(15～28 天),可从出血之日起,每天加服短效口服药半片至 1 片,与原避孕药同服到第 22 天停药。

如果阴道出血期已接近月经期,即发生在服最后几片避孕药时;或出血多,又自行停药,则把这时出血作为一次月经来潮,按来一次月经处理,待月经的第 5 天开始口服下一个周期的避孕药。如果采用加服炔雌醇来防止阴道出血,一般要连续加服 3 个月经周期,然后停止加服。

如果停止加服后又出血,还可同法加服炔雌醇。若不想再加服,则可调换药品,即原来口服短效避孕药 1 号发生阴道出血者,可改服 2 号或 0 号;原来口服短效避孕药 2 号或 0 号发生阴道出血者,可改服 1 号,但必须服完 1 个周期即 22 天的药后,方可调换改服另一种避孕药。

哪些妇女应慎用或禁用药物流产

1. 慎用者

(1) 早期妊娠大于 7 周。

(2) 年龄大于 40 岁。

(3) 过敏体质。

(4) 轻度贫血(血红蛋白 95～110 g/L)。

(5) 吸烟每日少于 10 支。

(6) 带宫内节育器妊娠。

2. 禁用者

(1) 米非司酮禁忌证:肾上腺皮质疾患、糖尿病等疾患,肝、肾功能异常,妊娠期有皮肤瘙痒史,血液疾病和血管栓塞病史,与类固醇激素有关的肿瘤。

(2) 前列腺素禁忌证:心血管系统疾病,如二尖瓣狭窄、高血压、低血压(≤80/50 mmHg)、青光眼、胃肠功能紊乱、哮喘、癫痫等。

(3) 宫外孕或可疑宫外孕。

(4) 贫血(血红蛋白<95 g/L)。

(5) 妊娠剧吐。

(6) 长期服用下列药物:利福平、异烟肼、抗癫痫药、抗抑郁药、西咪替丁、前列腺素生物合成抑制药[阿司匹林、吲哚美辛(消炎痛)等]、巴比妥类药物。

(7) 每天吸烟超过 10 支或嗜酒。

(8) 居住地远离医疗单位,不能及时就诊随访者。

口服避孕药经多长时间能完全排出体外

口服避孕药为激素类避孕药,其作用比天然性激素强若干

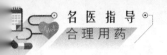

倍,如 1 号短效避孕药含炔雌醇与炔诺酮,而炔雌醇的生理功能是人体内产生的雌激素乙烯雌酚的 10～20 倍,炔诺酮的生理功能是人体内产生的孕激素黄体酮的 4～8 倍。另外,口服避孕药的吸收代谢时间较长,口服避孕药经肠道进入体内,在肝脏代谢储存,体内残留的避孕药在停药后需经 6 个月才能完全排出体外。停药后的 6 个月内,体内药物浓度已不能产生避孕作用,但如果停了避孕药就怀孕,对胎儿仍有不良影响,将会造成下一代的某些缺陷。

"脑白金"任何年龄的人都能用吗

　　"脑白金"的主要成分是褪黑素或称褪黑激素、松果体素,是大脑松果体分泌的。它广泛存在于原核生物、单细胞生物、真菌、植物、无脊椎动物和脊椎动物中,具有改善睡眠的作用。一般老年人内源性褪黑素的分泌逐渐减少,使用后可改善睡眠质量。但要慎重,如果失眠是由褪黑素分泌不足造成的,服用会有作用,否则不仅无效,甚至可能是有害的。因为长期补充会抑制自身分泌,造成松果体萎缩。现在有些青少年也盲目用来助眠,可能会影响正常生长发育。褪黑素属于保健品,与药品不同,不具有治疗作用,它只能对一些人改善睡眠起辅助作用。

非那雄胺治疗脱发的原理是什么 ⊃

　　非那雄胺(保列治)为内服药。体内雄激素的水平过高会严重地影响到毛发的生长,其中双氢睾酮(dihydrotestosterone,DHT)的影响非常重要,当 DHT 在血浆中水平升高,可使头部毛囊萎缩,毛发生长期缩短,导致毛发脱落。非那雄胺可有效抑制血液中 DHT 的生成,防止头皮毛囊变小,逆转脱发过程。

　　非那雄胺是一种合成的类固醇化合物,它是雄激素睾酮代谢成为双氢睾酮过程中的细胞内酶Ⅱ型 5α 还原酶的特异性抑制剂。非那雄胺对雄激素受体没有亲和力,也没有雄激素样、抗雄激素样、雌激素样、抗雌激素样或促孕作用。对该酶的抑制能阻碍外周组织中睾酮向雄激素双氢睾酮的转化,可使血液循环中睾酮的水平升高 $10\%\sim15\%$,但仍在生理范围内。非那雄胺能使血清中双氢睾酮浓度迅速下降,在给药 24 小时内使之显著减少。

　　毛囊内含有Ⅱ型 5α 还原酶,在男性脱发患者的脱发区头皮内毛囊变少,并且双氢睾酮增加。给予非那雄胺可使这些患者头皮及血清中的双氢睾酮浓度下降。先天性缺乏Ⅱ型 5α 还原酶的男子不会早秃。这些资料以及临床研究的结果证实,非那雄胺能抑制头皮毛囊变小,逆转脱发过程。

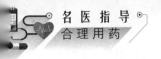
达那唑有哪些药理作用和不良反应

达那唑为弱雄激素,兼有蛋白同化和抗孕激素作用,但无孕激素和雌激素活性。其作用于丘脑-垂体-卵巢轴,能抑制促性腺激素的分泌和释放,并作用于卵巢影响性激素的合成,使体内雌激素水平下降,抑制子宫内膜及异位子宫内膜组织生长,使其失活萎缩。主要用于治疗子宫内膜异位症,也用于纤维性乳腺炎、男性乳房发育、乳房胀痛、痛经、腹痛、性早熟、自发性血小板减少性紫癜、血友病和克里斯马斯(Christmas)病(B型血友病)、遗传性血管性水肿、系统性红斑狼疮等。

不良反应主要有体重增加、水肿、多毛、声粗、痤疮、头痛、肝功能障碍、焦虑等。多数妇女发生闭经,少数有不规则阴道出血。对青春期性早熟患者能使月经停止、乳房发育退化。严重心、肾、肝功能不全,癫痫患者、孕妇及哺乳期妇女禁用。

用药时需注意:①用药期间应定期检查肝功能;②治疗期间,乳腺结节仍然存在或扩展,要考虑癌的可能;③对不明原因的男性乳房发育,在手术前可考虑先用本品治疗;④仅限于对其他药物治疗性早熟无效的重度患者使用。

如何比较达英-35 和妈富隆的作用效果

达英-35(复方醋酸环丙孕酮片)所含的成分醋酸环丙孕酮能

抑制女性机体所产生的雄激素的影响,从而可能治疗雄激素产生过多或对雄激素特殊敏感所致的疾病。

服用达英-35可以有效地抑制对痤疮和皮脂溢起重要作用的皮脂腺的分泌功能,这样,通常在治疗3～4个月后,可使已有的痤疮、皮疹痊愈。头发与皮肤的过量油脂一般消退较早,常常伴随皮脂溢的脱发可能减轻。有轻型多毛症,特别是面部汗毛较重的育龄妇女,可使用复方醋酸环丙孕酮片治疗,但常需在治疗后数月才见效。

除了上述的抗雄激素作用外,醋酸环丙孕酮还有明显的孕激素作用。单独给予醋酸环丙孕酮可导致月经周期紊乱,而加入了炔雌醇的达英-35则可避免这种情况,只要按照说明书周期服用药物即可。因为达英-35中含有两种活性成分,它具有复方口服避孕药的特性,服用期间不发生排卵,因而可以防止妊娠,可作为避孕药使用。

对于有多囊卵巢综合征的妇女,达英-35可减轻雄激素化体征,使内分泌参数正常,减少囊肿形成和卵巢体积,并帮助恢复规律月经。

妊娠是达英-35的使用禁忌证。此外,必须牢记性激素能促进某些激素依赖性组织与肿瘤的生长。

妈富隆(去氧孕烯炔雌醇片)是一种强效排卵抑制剂,而且使宫颈黏液发生变化,阻止精子进入子宫。妈富隆除避孕效果非常可靠外,还有如下优点:与以往口服避孕药不同的是,妈富隆内含独特的现代高选择性孕激素——去氧孕烯(地索高诺酮),具有强大的孕激素活性而几乎无雄激素活性,这就使妈富

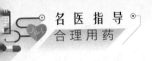

隆不但避孕效果非常可靠,而且几乎无传统避孕药雄激素活性引起的诸如体重增加、痤疮增多、脂溢性皮炎和多毛症等不良反应。口服避孕药常有的恶心、胸痛、乳房胀痛等不良反应,妈富隆的发生率也很低。停服妈富隆1个月后就可计划妊娠,而不需像传统口服避孕药那样等待3～6个月。

达英-35所含激素的剂量是35 μg,从激素剂量来讲是偏高的。达英-35是德国的药物,在国内注册了口服避孕药,在德国其实不是用来避孕的,专家也认为,如果长期用来避孕的话,它的剂量有点儿偏大。它对人体的不良反应也要比妈富隆高一些。

紧急避孕药有哪些危害

紧急避孕作为一种避孕失败后的补救措施,适用于同房时没有采取避孕措施或避孕套破损、滑脱以及体外排精失败、妇女受到意外伤害等情形。在同房后72小时之内服用紧急避孕药,能有效地阻止意外妊娠,使妇女免受流产之苦。

关于紧急避孕药物,还有几点需要注意:首先,药物紧急避孕只能对本次无保护性生活起作用,且一个月经周期中只能服药一次,本周期服药后性生活仍应采取其他可靠的避孕措施。其次,紧急避孕只是一种临时性补救办法,绝对不能作为常规避孕方法反复使用。再次,紧急避孕失败而妊娠者,新生儿畸形发生率高,必须终止妊娠。

紧急避孕要在医生指导下进行。不应把希望全部寄于紧急避孕药,超量及频繁使用会给身体带来损害。紧急避孕药实际上也是一种激素,可以在短时间内使宫颈黏液变稠,阻碍精子和卵子结合,也能使受精卵难以着床。紧急避孕药对生殖系统的这种刺激是短且强的,如果频繁使用,就容易造成体内激素水平紊乱,甚至影响将来的生育。在多数的紧急避孕药说明书上,很明确地指出1个月内只能使用1次紧急避孕药,新婚夫妇应该遵照说明书用药。目前使用的紧急避孕药有"息隐"及"毓婷",其不良反应常见恶心、呕吐、眩晕、腹下区痛和乏力,偶见一过性肝功能异常和皮疹。

避孕药会引起内分泌失调吗

服避孕药后会使内分泌失调的说法,一般指是月经失调,有的出现经量明显减少或闭经,停药后月经会恢复正常。脸上长斑、肤色变暗,也就是面部色素沉着,服避孕药时间较长脸颊部可能出现像怀孕时那样的蝴蝶斑,这是雌激素引起的色素沉着,妊娠期已有色素沉着的人使用避孕药后容易发生,并且与日光照射有关。避免面部色素沉着,可以在饮食中增加一些富含维生素 C 的新鲜蔬菜和水果,如番茄、橙子、猕猴桃等;避免强光照射,外出时涂抹防晒霜。有色素沉着倾向的人,可选用雌激素含量比较低的避孕药,比如单纯孕激素制剂。另外还有体重增加,主要是避孕药物中某些成分引起的。雄激素可以引起食欲亢进或痤疮等,尤其是在服用口服避孕药的前 3 个月内;雌激素水平

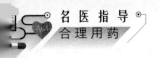
升高引起水、钠潴留,因此导致月经后半个周期体重增加;孕激素促进合成代谢,导致体重增加,好在体重增加的发生率仅为15％左右。

建议根据不同情况予以分别处理:食欲亢进、出现痤疮者,可以适当节食并更换 17-羟孕酮类制剂如避孕药 2 号;月经后半期体重增加者,则要减少食盐的摄入;短期内体重增加过多,则应停药。

口服避孕药与乳腺癌有关系吗

关于乳腺癌与口服避孕药的关系已进行过许多研究,大多数结果表明,口服避孕药与乳腺癌无关联,但有研究认为,乳腺癌发生危险因素中有口服避孕药。因此,迄今为止口服避孕药与乳腺癌的关系仍是一个十分令人关注的问题。宫颈癌也是如此。

含激素类药物有哪些

常用的激素药物主要为雌激素、孕激素和雄激素,另外还有生长激素和肾上腺皮质激素等。

(1) 雌激素:卵巢分泌的雌激素主要是雌二醇。从孕妇尿中提取出的雌酮和雌三醇等,多为雌二醇的代谢产物。雌二醇是传统的雌激素类药物,近年来以雌二醇为母体,人工合成许多高效的衍生物,如炔雌醇、炔雌醚及戊酸雌二醇等。此外,也曾合成一些结构较简单的具有雌激素样作用的制剂,如己烯雌酚(乙蔗酚),它虽非类固醇,但据其立体结构也可将它看作为断裂的类固醇结构。

(2)孕激素:孕激素主要由卵巢黄体分泌,妊娠3～4个月后,黄体逐渐萎缩而由胎盘分泌代之,直至分娩。在近排卵期的卵巢及肾上腺皮质中也有一定量的孕激素产生。自黄体分离出的天然孕激素为黄体酮(孕酮),含量很低,临床应用的是人工合成品及其衍生物。

孕激素类按化学结构可分为两大类:①$17\alpha$羟孕酮类,从黄体酮衍生而得。如醋酸甲羟孕酮(醋酸甲孕酮、安宫黄体酮)、甲地孕酮、氯地孕酮和羟孕酮已酸酯。②19-去甲睾酮类,从炔孕酮衍生而得。如炔诺酮、双醋炔诺醇、炔诺孕酮(18-甲基炔诺酮、甲基炔诺酮)等。

(3)雄激素:天然雄激素主要是睾丸间质细胞分泌的睾酮(睾丸素)。临床应用的主要是睾酮的衍生物,常用的有甲睾酮(甲基睾丸素)、丙酸睾酮(丙酸睾丸素)和苯乙酸睾酮(苯乙酸睾丸素)。

(4)生长激素类:顾名思义用于动植物的生长及人体增高等。

(5)肾上腺皮质激素:包括氢化可的松、泼尼松(强的松)、地塞米松等。

具体药物如下。

(1)雌激素、孕激素和避孕药:雌激素有雌二醇、戊酸雌二

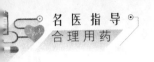
醇、苯甲酸雌二醇、炔雌醇、炔雌醚、己烯雌酚、氯烯雌醚(泰舒)、他莫昔芬(三苯氧胺)。孕激素有黄体酮、甲羟孕酮、炔诺酮、炔诺孕酮、醋酸甲地孕酮、达那唑。

　　避孕药有短效口服避孕药、长效口服避孕药、探亲避孕药。短效口服避孕药有达英-35(复方醋酸环丙孕酮片)、妈富隆(去氧孕烯炔雌醇片)、优思明(屈螺酮炔雌醇片)。长效口服避孕药有左炔诺孕酮炔雌醚片。探亲避孕药有18-甲基炔诺酮和53号避孕药。18-甲基炔诺酮探亲避孕药只含18-甲基炔诺酮一种孕激素,不含雌激素;53号避孕药主要成分是雌激素,即双炔失碳酯。

　　(2) 雄激素:甲睾酮(甲基睾丸素)、丙酸睾酮、庚酸睾酮、十一酸睾酮。

　　(3) 肾上腺皮质激素:氢化可的松、醋酸可的松、泼尼松龙、泼尼松、甲泼尼龙(甲基强的松龙),地塞米松、倍他米松、曲安西龙(去炎松)、醋酸氟氢可的松。

中 药

中药没有毒副作用吗

有不少人认为中药是纯天然的"绿色"产品,是安全无害的。其实这种看法是不完全正确的,如果使用不当,中药也会给人体带来危害。例如,不适当地服用滋补中药就有可能破坏人体的阴阳平衡;不恰当地服用泻下、发汗、清热类的中药,会耗伤人体正气。

中药引起不良反应主要有以下几种:一是过敏,主要发生于具有过敏体质的人。容易引起过敏的中药有人参、大黄、当归、麦冬、五味子等,中成药有六神丸、牛黄解毒丸、柴胡冲剂等。在使用上述中药和中成药的过程中要多加小心,发现过敏现象时应当及时停用或者换药。二是中毒,有些中药中含有一定的毒性物质,是具有毒性作用的。毒性比较明显的中药有生南星、生半夏、生附子、生草乌、朱砂、雄黄、斑蝥、蜈蚣等。上述中药必须在中医生的指导下服用,不得自行服用。有些药物毒性虽不太强,但如果超量服用也会引起中毒,如雷公藤、木通等,长期超量服用会造成肾脏的损害。

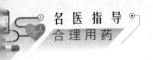

煎煮中药有何注意事项

煎药容器以砂锅、搪瓷器皿最好,忌用铁器,以免发生反应。目前国内专家一致认为陶瓷器皿为理想的煎药工具,其优点是化学性质稳定、导热均匀缓和、保温性强。

水对中药材有较强的穿透力,可溶解中药材中的生物碱、糖苷类、有机酸、鞣质、蛋白质、糖类和无机盐等有效成分,是煎煮中药最常用的溶媒。天然凉水,是指凉的无污染的井水、河水、泉水、自来水,其性平和,味多甘。热汤,即热水。麻沸汤,即滚开的沸水。

中药煎煮前应充分浸泡,因为中药大多是干品,浸泡可使中药湿润变软,细胞膨胀,使有效成分溶解在水中。但浸泡时间也不宜过长,一般在室温下,冷水浸泡20~30分钟即可,否则会酶解或酸败。

煎药时水的用量直接关系到汤剂的质量。传统的经验是头煎加水超过药面3~5 cm,二煎加水超过药面1~2 cm。煎煮时间因药而宜,一般来说头煎从沸腾开始计算时间需20~25分钟,二煎则为15~20分钟。如有矿物贝壳类等质地坚硬药物,必须打碎先煎30分钟。

服用中药有哪些讲究

1. 服药时间及用量

一般情况下是在进食前 2 小时服,每日分 3 次服用。还可依据病情,择时服药。肺病多宜饭后服药,肾病及下肢疾病多宜饭前服药,肝病患者则以中午、晚上睡前服用为宜。凡大苦、大寒、大辛、大热之品,用量宜小;健脾益气、消食化滞、补气补血之品,剂量可偏大。剧毒药物选用应慎,用量宜小。起主要作用的药用量宜大,起辅佐作用的药用量宜小。具体剂量可根据患者的体质、年龄以及病症而定。

2. 服用方法

(1) 睡前服:适用于心脏病和滋阴健胃药。

(2) 饭前服:即进食前 20 分钟服用,适用于膀胱病和补肾之品。

(3) 饭后服:即进食后 20 分钟服用,适用于胸膈病症。

(4) 热服:即趁热服用,用于寒证流感。

(5) 温服:即药液不热不冷时服用,一般服药采用此法。

(6) 冷服:药液放冷后服用,适用于热证。

(7) 顿服:即多量一次服完,适用于病情危重者。

(8) 频服:即多次服用,适用于婴幼儿或服药不耐受者。

(9) 冲服:即用药液将不易溶于水或不宜煎煮的药末冲服。

(10) 含服:即将丸、锭、丹药含在口中,让其慢慢发挥药效。

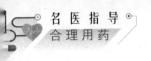

3. 注意事项

服中药需注意在服药期间的饮食禁忌,为的是防止药物受到影响减弱疗效,或者避免抵消药物的功能,还可避免产生某些不良作用。

(1) 服中药时,宜少吃豆类、肉类、油腻、生冷及一些不易消化的食物,以免增加患者的消化负担。小孩、老人由于脾胃功能弱、消化功能差,在服中药期间更应少吃这些食物。

(2) 在服用治感冒的中药时,不宜吃生冷及酸性食物,因为它们有收敛作用,会影响药物解表发汗。

(3) 在服用清热退热的中药时,要禁用酒类、肉类、鱼类和辛辣食物。因为酒类及辛辣食物性热,而肉类则油腻、生热生痰,一旦食后会使病情加重。

(4) 服用温补类中药时,忌吃绿豆、萝卜,不饮茶,因为绿豆、萝卜、茶皆为凉性,能降低药物温补的作用。

为什么咳嗽不可乱服川贝糖浆

川贝是止咳化痰的良药。但是,为什么有些人咳嗽服后甚至咳得更厉害呢?中医学认为,"五脏六腑皆令人咳,非独肺也"。可见咳嗽的原因复杂,不是川贝母一味药通治的。

川贝母性味苦甘,微寒,有止咳化痰、清热散结、润肺的功能。多用于肺热咳嗽或阴虚内热的久咳,若寒性咳嗽服用就如"雪上加霜",适得其反。

常见含川贝的止咳药有以下几种。

(1) 川贝末：功用和川贝母相同。

(2) 蛇胆川贝：由川贝配合蛇胆汁组成。蛇胆能祛风除痰，行气祛湿，性偏凉，适用于风热咳嗽。

(3) 陈皮川贝：由川贝末配合陈皮组成。陈皮味苦、辛温，能理气兼健胃，燥湿祛痰，故咳而痰多者用之为宜。

(4) 复方蛇胆川贝：由川贝、蛇胆汁、七叶一枝花、马兜铃、苏半夏制成，除苏半夏性偏温外，其余均为寒凉药物，适用于风热或痰热咳嗽。

综上所述，因燥热引起的咳嗽，表现有口干，痰少且稠黏，色黄，咽痛，或有发热、头痛等症状者，可服用川贝。若口淡不渴，咽痒，以晚间咳嗽为主、痰稀白者，切不可妄用，还是请中医辨证后再服用为妥。

为何不能滥用胖大海

胖大海性味甘寒，功效为开肺气、清肺热、润肠通便、利咽解毒等，尤适于"开音治喑"。临床上常用来治疗发音突然嘶哑，伴有咳嗽、口渴、咽痛或高声呼叫而致的声音嘶哑等症。因而有些人把胖大海当作治疗音哑的特效药，甚至把胖大海作为保健饮料长期泡服。这样做往往适得其反，引起诸多不良反应，造成中焦脾胃虚寒、大便溏泄，饮食减少、脘腹痞闷不适，甚至出现消瘦等不良反应。

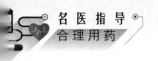

导致音哑的原因很多,从中医辨证角度来看,音哑有风寒、风热、肺肾阴虚、气滞血瘀之分,而胖大海主要适用于风热邪毒引起的咽喉音哑,所以不能一有音哑便用胖大海。特别是肺有风寒或痰饮的人,以及老年突然失音者,更应当慎用。

为什么中药汤剂最好别过夜

有些人煎煮中药,喜欢把药液分成几次服用,当天服不完,就留到次日服,从医学角度来看,这种做法是不好的。中药里含有淀粉、糖类、蛋白质、维生素、挥发油、氨基酸和各种酶、微量元素等多种成分,煎煮时这些成分大部分溶解在汤药汁里。一般服法是趁温热时先服一半,4～6小时后再服一半。如果过夜服用或存放过久,不但药效降低,而且会因空气、温度、时间和细菌污染等因素的影响,使药液中的酶分解减效,细菌繁殖滋生,淀粉、糖类营养等成分发酵水解,以致药液发馊变质,服用后对人体健康不利。

为什么中西药不能随意搭配

中、西药各有所长,相互配合使用,往往能起到取长补短的效果。例如,慢性肾炎患者用激素治疗,待水肿消退后,逐步撤去西药,换六味地黄丸、金匮肾气丸等中成药,则能消除蛋白尿,改善肾功能。又如,抢救心源性休克患者,可先用多巴胺,使血压升高于正常范围,然后用中成药生脉注射液,以维持和巩固疗效,改善心肌功能。

那么,是否任何中西药都能同时服用呢?也不尽然。其原因很复杂,绝不容忽视。如含有酸性成分的中成药,像山楂丸、保和丸、五味子丸及冰霜梅苏丸等,不宜与复方氢氧化铝(胃舒平)、氨茶碱、磺胺嘧啶、复方磺胺甲噁唑(复方新诺明)片等同服,否则酸碱中和,会使药物失效。含有碱性成分的中成药,如行军散、红灵散、痧气散、通窍散等,若与链霉素、庆大霉素、卡那霉素合用,会使对听觉神经的毒性大大增强,引起耳鸣、耳聋;这些中成药也不宜与呋喃妥因合用,因会减少该药的吸收,以致降低药效。含有鞣质的中成药感冒片、七厘散、舒痔丸等,不宜与乳酶生、四环素、红霉素、氯霉素及利福平、富马酸亚铁等同服,因为鞣质会使这些西药产生沉淀,不易被机体吸收。含有钙、镁、铁离子的中成药,如复方罗布麻片、牛黄解毒片等,不宜与四环素、土霉素、多西环素(强力霉素)合用,否则形成一种既难溶解又难吸收的络合物,使药效降低。含有乙醇(酒精)的中成药,如国公酒、风湿骨痛酒等,不宜与苯巴比妥(鲁米那)、安乃近、苯乙双胍(降糖灵)、华法林和苯妥英钠等同用,因为药酒中的乙醇能增强肝脏中药酶的活力,使这些西药的代谢速度加快,导致疗效降低。心脏病与胃病同时存在时,若将地高辛与中成药胃痛散(含南面茄类生物碱)同用,由于胃肠道蠕动减慢,使地高辛的吸收增加,容易中毒。

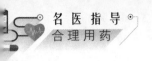

牛黄有何功效及不良反应

牛黄是牛科动物干燥的胆结石,具有清心解毒、开窍豁痰、息风定惊的功能。常用于治疗热病神昏、中风痰迷、惊厥抽搐、咽喉肿痛、口舌生疮、痈肿疔疮等症。

牛黄解毒片(丸)引起中毒等不良反应的报道时有所闻。调研发现,某些患者在用药后0.5~2小时出现反应,主要表现为过敏性药疹、过敏性休克及上消化道出血与精神失常,也有的在用药后2~3天出现腹泻(脱水、酸中毒)、血小板减少、膀胱炎或单纯红细胞再生障碍性贫血等。那么,怎样合理使用呢?牛黄解毒丸每丸3 g,含雄黄0.096 g,而成人每日雄黄用量不得超过0.15~0.30 g,故牛黄解毒丸成人每日最多服3丸。牛黄解毒片有大片与小片之分,大片每片0.6 g,含雄黄0.050 g;小片每片0.3 g,含雄黄0.033 g。因此,大片成人每日不得超过6片,小片成人每日不得超过9片。孕妇与过敏者禁服。在应用过程中,需密切观察,一旦出现皮疹、剧痒、发热,或有头晕、恶心、胸闷、心慌、腹泻,以及其他不常见的现象,应警觉到可能是用药所致,需立即停药进行治疗。

鱼腥草素钠片和六味地黄丸是否可以同时服用

鱼腥草具有清热解毒作用,用于外感风热引起的咽喉疼痛、急性咽炎、扁桃体炎。鱼腥草类药物的注意事项中有明确规定：

（1）忌辛辣、鱼腥食物。

（2）不宜在服药期间同时服用温补性中成药。

（3）糖尿病患者慎用。

（4）服药3天症状无改善或出现其他症状应去医院就诊等。

故在服用鱼腥草片时暂缓服用六味地黄丸，以减少药物不良反应，防止降低药效。

抗感冒中成药应该如何选择

中成药治疗感冒相对于西药而言毒副作用较小，又比汤剂方便，因此深受患者欢迎。但是中医对于感冒区分较细，不同的中成药也针对不同类型的感冒，需正确辨别感冒类型并选择对应的中成药。

（1）风寒感冒：恶寒重，发热轻，无汗，头痛，四肢关节酸痛，鼻塞流涕，咽痒咳嗽，痰薄色白。宜选择正柴胡颗粒、感冒清热颗粒。

（2）风热感冒：身热，微恶风，汗泄不畅，头昏胀痛，目胀面赤，咳痰黏黄，咽痛口干，鼻流浊涕。宜选择双黄连口服液、板蓝根颗粒。

（3）暑湿感冒：夏令感邪，身热汗少，微恶风，肢体酸重或疼痛，头昏重胀痛。宜选择藿香正气丸(或软胶囊)。

（4）气虚感冒：恶寒较甚，发热，无汗，头痛身倦，咳嗽，痰白。宜选择玉屏风颗粒。

家庭用药小常识

为什么一种药会出现几个药名

到药店购药时要特别注意，同样一种药有好几个药名。这是怎么回事呢？药物的名称一般可分为化学名、通用名和商品名。化学名是以化学成分和化学结构来命名的，化学名科学性强，准确无误，不会让人产生误解，但叫起来不太顺口，更不便于记忆。药物的通用名指中国药品通用名称（China Approved Drug Names，CADN），由药典委员会按照《药品通用名称命名原则》组织制定并报卫生部备案的药品的法定名称，具有强制性和约束性，同一种成分或相同配方组成的药品的通用名是唯一的。因此，凡上市流通的药品的标签、说明书或包装上必须要用通用名，其命名应当符合《药品通用名称命名原则》的规定，不可用作商标注册。商品名是药品生产厂商自己确定，经药品监督管理部门核准的产品名称，具有专有性质，不得仿用。同一种成分或相同配方组成的药品，在一个通用名下由于生产厂家的不同，可有多个商品名。

多数药品商品名的文字比较简单，容易熟记。如感冒退热药的主要成分是对乙酰氨基酚，这是此药的通用名，其商品名就多了，如扑热息痛、醋氨酚退热片、泰诺、泰诺林、百服宁、快克等。这么多的名字肯定记不过来，只要认准商品名就不会错。

正是由于同一种药的不同生产厂家其商品名不同,才出现了一药多名的现象。所以,在取药或购药时,一定要多加小心,不要把药名相近的药当成同一种药,也不要将不同商品名的同一种药当成不同的药同时服用,无意中增加了服用剂量。

什么是处方药与非处方药

处方药是指那些药理作用强、治疗较重病症、容易产生不良反应的各类药品。处方药是解除病患的临床用药主体,必须在医务人员指导下,凭执业医生签发的处方,并在医生的监护下购买并使用,患者不可以自行在药店购买,药店也不能违反规定向无处方人员出售处方药。

非处方药是指那些方便消费者自我保健,用于快速、有效地缓解轻微病症的药品。这类药物不需要医生处方,可自行判断、购买和使用。非处方药主要包括感冒药、镇痛药、止咳药、助消化药、抗胃酸药、维生素类、驱虫药、滋补药、避孕药、通便药、外用药、护肤药等。凡是列入非处方类的药物,医药专家都对其进行过较长时间的全面考察,一般具有疗效确切、使用方便、毒副作用小、方便贮存等优点。

有关部门要求非处方药的标签与说明书要十分详尽,便于患者根据自身症状做出自我判断,然后按照说明书进行自我治疗。说明书内容项目有药品名称、主要成分、药理作用、用法用量、适应证、禁忌证、不良反应、注意事项、生产日期、有效期、贮存条件、批准文字等。

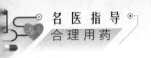

非处方药比处方药疗效差吗

非处方药大多为安全系数较高的常用药物,但这并不意味着其疗效比处方药差。其实,只要对症下药,了解其功效和适应证,掌握用药时间和用量,及时应对不良反应,认真观察疗效,使用非处方药治病同样可以取得良好的效果。

在用药之前,要明白自己患的是什么病。不能只凭某一个单一的症状选取用药,要将几种症状综合起来考虑,比如发生了腹泻,就要考虑是细菌感染引起的还是肠道功能失调。确定了原因后再去选取相应的非处方药物,就会取得较好的疗效。用药前还要认真了解一下药物的特性和适用范围,比如患了风热感冒就不能使用治疗风寒感冒的药,否则适得其反。在用药时间和用药剂量上,也要符合说明书的要求,比如助消化药常需要在饭前服用,如果在饭后服用,效果就会差一些。服用非处方药,虽然发生不良反应的可能性较小,但也要保持警惕,一旦出现不良反应,如过敏、发热等,要及时停用。在用药的过程中还要注意观察疗效,如果用了一段时间后疗效不明显,就要去医院诊治,不可盲目再用。

用药剂量过小或疗程不足有何弊端

有些人为了避免药物的不良反应,或者为预防疾病,采用小剂量用药的方法,这是不是值得提倡呢? 非也。首先,用药剂量过小,达不到药物的有效浓度,一般是无效的,即使稍有作用,也不能有效地抑制或消灭病原微生物。其次,小剂量用药容易导致耐药性和抗药性。因此,医嘱用药剂量切不可随意减少。

此外,药物治疗需要一定时间,一般而言,急性疾病疗程较短,慢性疾病疗程较长。任何疾病的药物治疗只有具有足够的疗程,才能彻底消除或抑制病原微生物或致病因子,帮助和促进脏器功能恢复,达到痊愈的目的,过早停药会导致病原微生物的复活与繁殖,使疾病再度复发。如尿路感染至少需连续使用7~10天药物才能根治,但有些人用药2~3天,见尿路刺激症状稍有缓解就停药,结果使尿路中病原微生物起死回生,感染复发。

哪些用药方式不宜采用

错误的用药方式不仅影响药物的疗效,而且还会加重药物的不良反应,故应尽量避免。

(1)分割服用糖衣片剂:因分割破坏了糖衣层,使糖衣失去了其保护、遮味、控释、隔离等特定作用,尤其是控释作用遭到破坏后,不仅降低了药物的疗效,而且加重了不良反应。如肠溶糖衣片即是如此,肠溶糖衣片被分割损坏后,不仅使疗效大大降低,而且还造成药物对胃黏膜的刺激。

(2)分剂量使用胶囊剂:如将胶囊剂囊心物倒出后用水送服,这样便失去了胶囊的作用。尤其是近年来采用新技术研制

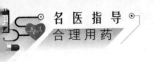

成的控释胶囊,如芬必得胶囊,其囊内颗粒是不等速释放的若干等份,如倒出的囊心颗粒不均匀,便达不到控释的目的。

(3) 口含片用于口服:有些患者将舌下含服用的药物口服,结果疗效大大降低。如抗心绞痛药硝酸甘油片,舌下给药吸收迅速完全,血药浓度高,能迅速缓解心绞痛,而口服给药则吸收缓慢,且易在肝内失活,血药浓度极低,疗效仅为舌下含服的十分之一。

(4) 口服片剂用于阴道给药:因口服片剂不含发泡剂,故在阴道内很难崩解释放,疗效甚微。有人将甲硝唑泡腾片和口服片进行比较,结果前者体外灭滴虫效果远远高于后者。

(5) 注射剂用于口服、外用或滴眼:有些人认为注射剂的质量标准高,故可以用作口服(如庆大霉素)、外用(如氯霉素)或滴眼(如去氧肾上腺素)。殊不知,针剂用作口服或外用首先是很不经济的,因针剂的价格均明显高于同种片剂和外用剂;再者,它们的吸收途径各不相同,故用针剂口服或外用往往徒劳;其三,还不能排除针剂附加剂对胃肠道的刺激。眼睛是人体娇嫩的器官,眼用制剂有很高的质量标准,有些标准如 pH 值、渗透压等甚至高于注射剂,因此使用注射剂滴眼也是不可取的。

服药方法不妥有哪些害处

(1) 干吞药片:有时由于出差在外条件限制,有时由于生活节奏快、时间紧张,有时为了图省事,有些人常将体积较小的药片放在嘴里干吞下去。干吞后药片常常会附着在食管的黏膜上,不但对食管产生刺激,而且影响药效的发挥。服药后应当及时喝些温开水,使得药片顺利地到达胃肠道,这样可以加快对药片的溶解和稀释,有利于人体对药物的吸收,减少药物对消化道的不良刺激。有些药物服用后必须多饮水才能减轻不良反应。

(2)躺着服药:有些重病老人长期卧床,不能自主地坐起来,在没有他人照料的情况下,常躺着服药。这样做除药片会黏附在食管上之外,还会发生呛咳。如果药片误入气管,将产生严重的后果。特别是一些中风偏瘫的老人,吞咽功能有障碍,躺着服药危险更大。要尽可能坐起来服药,服药后继续保持坐姿几分钟。

(3)饮料送药:各种饮料中含有多种化学物质,有可能对药效产生干扰。比如用牛奶送服帕吉林、洋地黄、地高辛、四环素等,会降低药物的功效,牛奶还会影响钙片的吸收。用茶水送药也是不妥当的,茶水中含有鞣酸等物质,能和一些药物产生化学反应,形成难以溶解的沉淀物,对药物的疗效有干扰作用,特别是阿司匹林、硫酸亚铁、胃蛋白酶和含有生物碱的中药。给小儿服用味道特别苦的药物时,用糖水或天然果汁喂服是可以的,但不要放太多的糖,糖水过浓则药粉不易溶于其中,更不要用由人工色素、香精做成的合成甜饮料或汽水型饮料给小儿喂服药品。一般来说,药物最好用温开水送服。

缓释剂为何不能掰开服用

药物的剂型可分为普通剂型和控释剂型。控释剂型可分为

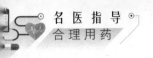

速度型控释制剂和靶向型控释制剂。其中速度型控释制剂又包括速释制剂、缓释制剂、恒释制剂。

现在很多药物被做成口服缓释剂,它在服用后并不立即被完全吸收,而是过一段时间后药物才缓慢地释放出,不仅疗效维持时间更长,而且还减少了用药次数,减轻了药物的不良反应。这种剂型常用于需要长期用药的疾病中,以心血管病类药物为多见。缓释剂的特点在于口服后缓慢地释放出药物的有效成分,这样吸收速度均匀,间隔期间可使血药浓度始终保持在一定水平,从而使有效药力维持的时间较长。如常用的硝苯地平,普通剂型用后易发生体位性低血压及反应性心动过速,改服缓释剂型后,由于血药浓度相对恒定,就不会出现类似的不良反应。

服药前要仔细看说明书,确认是否为缓释剂型。作为药物的一种特殊剂型,缓释药在使用时需整片或整粒吞服,不允许掰开服用,也不能压碎或嚼碎服用。否则糖衣膜或胶囊被破坏后,药物就丧失了缓释的功能。缓释剂每日仅用1~2次,一定要在某个特定的时间准时用药,以适应人体生物钟变化规律。

怎样掌握用药的时间

各种药物的性质、作用及半衰期有很大的差别,因此在用药的时间上也就不完全一样。如何掌握好用药的间隔时间呢?这要根据不同药物的特性来分别对待。

一般应根据医生的要求定时服用。各种抗生素的半衰期不同,大多数抗生素每日服用 3 次即可以维持有效的血药浓度;有些抗生素在体内代谢快,就得每日服 4 次,否则就会影响治疗效果;还有些抗生素在人体内代谢慢,每日用药 2 次就可以了。止痛药应在疼痛时服,退热药在发热时服,但一般每日不超过 3～4 次。中药制剂一般早、晚各服 1 次。凡是贵重药物和滋补药物,可以在饭前 10 分钟服用,这样有利于药物的充分吸收,使之更好地发挥作用。促进胃液分泌、增加食欲的健胃药以及肠道消炎药等,也应当在饭前服用。止泻药如碱式碳酸铋等,应在饭前服下,这样可以较早地进入肠道,较快地发挥作用。对胃黏膜有刺激的补血药以及祛痰药等,应在饭后 15 分钟后服用,以免刺激损伤胃黏膜。安眠药应在睡前服,利尿药应在清晨或白天服。驱虫药应在临睡前或晨间服下,此时胃肠道中食物少,药物不会被食物阻碍,能很快地进入肠道,达到较好的驱虫效果。

肝肾功能不良者怎样用药

肝功能不良者对药物中的有害化学物质侵害特别敏感,药物代谢减慢,即使是正常剂量用药,也会因为代谢不完全而造成药物在体内蓄积。肾功能不良者肾小球过滤速度减慢,肾小管延缓排泄,导致药物蓄积,使体内药物浓度升高而发生毒性反应。

因此,肝肾功能不良患者用药,总的要求是不宜足量而宜适当减量,如能进行临床用药监测,及时掌握血浆中的药物浓度与

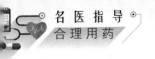

含量则更好,这样就能确保用药的安全,尤其是对一些毒性较大的药物。尿液的酸碱度能影响药物的排泄,用药时也要考虑到药物对尿液酸碱度有无影响。

肝功能长期不正常,又患有其他疾病者必须用药治疗,若使用某些药物可能对肝脏有损伤,在进行治疗的同时,可以有针对性地选用一些保护肝脏的办法,包括使用一些疗效可靠的护肝药物。

青光眼患者用药应注意些什么

青光眼是眼科中最严重的、可致盲的眼病之一。其基本特点是眼内压增高及由其引起的视神经损害和视野缺损。

青光眼患者忌用或慎用如下药物:①抗胆碱药如阿托品、东莨菪碱、山莨菪碱、颠茄、后马托品,以及合成解痉药,如溴丙胺太林、溴甲阿托品、贝那替嗪等。②糖皮质激素类,如泼尼松(强的松)、地塞米松等。③抗震颤麻痹药,如安旦、丙环定等。④抗精神病药,如氯丙嗪、丙米嗪、阿米替林等。⑤镇咳药,如喷托维林等。⑥抗组胺药,如氯苯那敏、赛庚啶等。此外,还应慎用环扁桃酯、卡马西平、布桂嗪,以及硝酸酯类和亚硝酸酯类药物。

小儿用药要注意什么

从医药学的角度来看,小儿体内各组织器官尚未发育成熟,生理上有着新陈代谢旺盛的特点,药物进入体内后排泄也快些。另外,小儿对药物的反应也与成人不一样,有些药物用在体质异常的小儿身上,可能产生严重的过敏反应。因此,小儿用药就需十分谨慎。

小儿用药要根据年龄或体重计算用药剂量,不可马虎,警惕药物的毒副作用。小儿对麻醉药品,如可待因、吗啡等特别敏感,很容易发生中毒,用量宜小不宜大,1岁以内小儿最好不用。还有的药品小儿耐受性较低,如氨茶碱的应用要慎之又慎。

小儿用药要根据不同病情在使用剂量上加以调节,同一种药品用于不同的病情,所用剂量也不一样。例如,苯巴比妥用作镇静,可按每千克体重2~3 mg的剂量给药;若是用于止痉,每千克体重则需用8~10 mg。

新生儿和婴儿,肝肾功能代谢、解毒、排泄能力较弱,酶系统尚未成熟,应用某些药物要格外注意,如氯霉素等及解热镇痛药阿司匹林等。还要注意磺胺类药物能引起高胆红素血症,链霉素、卡那霉素超量会引起耳聋及肾功能损害。儿童在用毒性较强的急救药品如强心药毛花苷C时,若超过剂量则很容易发生中毒,甚至造成死亡。

另外,切不可认为中药总比西药安全,有些中药作用剧烈、毒性较强。如麻黄、羌活、独活等有峻猛发汗作用;黄连、黄芩等虽有消炎解毒作用,但性味苦寒,能伤及小儿脾胃,影响消化功能;芫花、大戟、巴豆等具有猛烈的泻下作用;附子、洋金花等毒性很强。这些中药原则上应禁用或慎用于小儿。

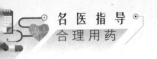
如何计算小儿用药剂量

给小儿用药时,一定要按照医嘱或药品说明书上的剂量使用,这样才能保证疗效和安全。计算小儿用药的方法很多,包括按体重、年龄和体表面积计算等。

1. 按小儿体重计算法

多数药物已算出每千克体重每天或每次的用量,可根据小儿体重决定用药剂量。对于已测知体重的小儿,可按实际测得的体重(kg)计算用药量:

小儿用药剂量＝每千克体重每天(或每次)用药量×体重(kg)

2. 按成人剂量折算法

这种计算方法简便易行,但每个小儿的个体生长发育情况不同,虽是同一年龄,体重各有差异,所以这种方法比较粗糙。

各年龄段小儿相当于成人用药量的比例如下。

出生～1个月:1/18～1/14;1～6个月:1/14～1/7;6个月～1岁:1/7～1/5;1～2岁:1/5～1/4;2～4岁:1/4～1/3;4～6岁:1/3～2/5;6～9岁:2/5～1/2;9～14岁:1/2～2/3;14～18岁:2/3～3/4。

3. 简易快速计算法

此法适用于药品说明书未规定小儿剂量,或不知按千克体重计算剂量的情况。1岁以内剂量:成人剂量×0.01×(月龄＋

3);1 岁以上剂量:成人剂量×0.05×(年龄＋2)。

4. 小儿中药剂量的计算法

一般按年龄算法如下:1 岁以下者用成人量的 1/4,3～4 岁用成人量的 1/3,4～7 岁用成人量的 1/2,7～15 岁用成人量的 2/3,15 岁以上按成人量。

如何给小儿喂药

小儿服药当以液体剂为好,如糖浆剂、溶液剂、混悬乳剂、中药煎剂等。如果是药片,可将其碎成粉状,再加入糖水、果汁中搅匀,但不要将药粉加入奶汁、乳制品、汽水、可乐等中,以免药物发生变化而影响药效。

会说话的孩子,可以尽量劝其自己服用。如果是婴幼儿,则应将其抱坐在大人的怀中,头部略高,自然斜躺,用小汤匙慢慢将药液自小儿口角灌入,药液达到舌根后即可咽下。若是遇到拒绝服药的患儿必须强制喂药时,可用大拇指和示指紧按小儿两颊,使上下颌分开,再将盛有药液的汤匙,放在患儿上下牙之间,直到药液咽下,然后轻拍孩子肩背,让其情绪平稳下来,设法不让小儿哭闹躁动,防止呛咳把服下的药再吐出来。切不可捏住小儿的鼻孔强行灌喂,以防药液特别是药液中含有的药粉细末或油类黏稠物呛入小儿气管,造成小儿窒息,还可能有发生吸入性肺炎的危险。

中药煎剂需适当浓缩后方好喂服。具体做法是将中药材加

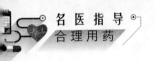
清水浸泡后,煎煮两次,用小药筛过滤,滤液合并后放置让其沉淀,然后取上清液于小奶锅中,微火煮沸,敞口蒸发,让其浓缩至30 ml左右,作为一日的药量,分次喂服。若是乳婴服用,可将药液装进奶瓶或小口瓶内,套上奶嘴,分数次在空腹时喂服,药液中可加少量糖调味,但不要放得太多,以防改变药性。

儿童使用抗生素有哪些注意事项

儿童在使用抗生素时应注意以下几点。

(1) 一般的感冒发热不要立即用抗生素,非用不可时,也应首选青霉素。

(2) 在确实需要使用抗生素时,不可连续使用几个疗程。

(3) 不要联合使用氨基糖苷类的药物,如庆大霉素与卡那霉素联用,联用不仅不会增强疗效和抗菌范围,反而会增加毒性。

(4) 使用后要密切观察,一旦出现耳鸣、耳内发胀、口面部发麻、头痛头晕、恶心呕吐等早期中毒症状时,应立即停药,必要时找医生诊治。

(5) 肾功能不良者、婴幼儿,对抗生素敏感者及其子女应慎用抗生素。

(6) 用药时剂量不宜过大,服用时间不宜过长。注意多喝开水,促进药物的吸收与排泄。3岁以下的小儿肝肾功能尚未发育成熟,应注意选择对肝肾毒性小的药物。

(7) 四环素可使儿童牙釉质损伤,形成黄斑牙,甚至影响骨骼发育。目前临床上的四环素为成人使用剂型,儿童不应使用,孕妇、乳妇也应慎用。

儿童慎用的抗菌药物有哪些

(1) 喹诺酮类药物:主要包括诺氟沙星、环丙沙星和氧氟沙星。由于它们抗菌谱广、杀菌力强、口服后吸收良好,临床应用较广。经动物实验及临床观察发现,此类药物可引起儿童关节软骨损害,影响骨骼生长发育,因此不宜用于14岁以下的儿童。

(2) 四环素族药物:包括四环素、多西环素(强力霉素)和米诺环素。四环素族药物被人体吸收以后,会和血液中的磷酸钙结合,沉积在生长阶段的骨骼和牙齿上,影响骨骼的正常生长,使牙釉质发育不良,牙齿变黄,并容易形成龋病(龋齿),故小儿应忌服这类药物。

(3) 氨基糖苷类药物:如庆大霉素、卡那霉素、链霉素等。这类药物主要对听神经和肾脏有一定的毒性作用,注射此类药物后可引起耳聋和肾脏损害,尤其在长期大剂量用药时容易发生,而且年龄越小,发生的概率越大。因此,应当严把用药指征,非病情必需时,不要轻易选用这类药物,且剂量不宜过大,疗程不宜太长。

(4) 磺胺类药物:如复方磺胺甲噁唑(复方新诺明)片和磺胺嘧啶等。这类药物主要经肾脏排泄,对肾脏具有一定的刺激和毒性作用,如果在服用这类药物期间,不注意多喝水,很容易使

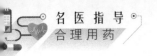

磺胺类药物在尿中结晶而堵塞肾小管,损害肾脏,造成尿量减少或无尿。因此,在服此类药物时,要多喝水或同时服用小苏打以碱化尿液,使结晶溶解,以减少这种不良反应的发生。此外,磺胺类药物还可引起粒细胞减少,故婴幼儿要慎用这类药物,新生儿应禁用。

(5) 氯霉素类:此类药物对骨髓有抑制作用,严重的可引起再生障碍性贫血。新生儿在使用氯霉素时,若剂量较大(每日每千克体重 100 mg)可导致灰婴综合征,表现为呕吐、拒食、腹胀、体温下降、呼吸困难、休克、皮肤呈灰紫色,可在数小时内死亡。故小儿应慎用,新生儿应禁用。

儿童感冒常用药有哪些

(1) 小儿感冒药:常用的有小儿伤风冲剂、小儿感冒冲剂、儿童泰诺感冒溶液等。

家长要按照体表面积或体重计算用药剂量,或遵医嘱,不可自作主张给孩子增加或减少药物剂量。

(2) 小儿退热药:常用的有儿童布洛芬混悬液(商品名美林,高热首选,药效长达 8 小时)、对乙酰氨基酚混悬滴剂(泰诺林)和混悬液、阿苯片、对乙酰氨基酚口服溶液或咀嚼片(百服宁)、布洛芬混悬液或混悬滴剂(托恩)等。

由于婴幼儿的丘脑体温调节中枢不稳定,所以退热药要慎用,一般只作为病因治疗时的辅助用药。

（3）小儿止咳药：常用的有右美沙芬（美沙芬）、复方磷酸可待因（联邦止咳露）、氯哌斯汀（咳平）、儿童清肺溶液、急支糖浆等。

儿童止咳药大多为糖浆制剂，小儿愿意多喝，但家长应该注意控制剂量，以免小儿过量应用。

（4）小儿抗生素：常用的有阿莫西林（阿莫仙）、头孢克洛（希刻劳）、头孢拉定（泛捷复）等。

为什么小儿发热不宜盲目服用退热药

发热是儿童常见的症状和就医原因。小儿一有发热，不少家长便给孩子服用退热药，其实这是一种误解。发热是人体抵抗疾病的一种生理反应，不能盲目退热，只有持续高热（腋下体温超过 39 ℃）才会直接威胁患儿健康。

高热不仅使机体耗氧量和各种营养素的代谢增加，而且可促发高热惊厥，还可使人体消化功能及防御感染的能力降低。因此，适当应用退热药可以快速降低体温，缓解高热引起的并发症（如高热惊厥等）。为帮助各位家长做好退热药的"选择题"，现介绍临床常用的几种退热药。

（1）阿司匹林：是一种古老的退热药，1899 年开始使用，其退热作用较强，但不良反应大，主要为胃肠道出血、血小板减少，其最严重不良反应是瑞氏综合征，病死率为 30%。英国明确规定，16 岁以下儿童禁用阿司匹林。目前该药在国内儿科也趋于禁用。

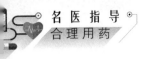

(2) 对乙酰氨基酚：即扑热息痛，是一种比较安全的退热药，无胃肠道刺激或出血，不影响血小板功能，无肾毒性，不会引起粒细胞缺乏和再生障碍性贫血。其退热效果与剂量成正比，但剂量过大会引起肝毒性。该药是世界卫生组织（WHO）推荐2个月以上婴儿和儿童高热时首选退热药。剂量为每千克体重10～15 mg，每4～6小时1次。目前各医院和大药房均有出售，代表药如小儿美林糖浆、小儿百服宁滴剂等。

(3) 布洛芬：为非甾体类消炎药，具有明显的解热镇痛作用，不良反应少。该药退热起效时间平均为1.16小时，退热持续时间近5小时。儿科专家认为，本品可以代替肌内注射退热药，适用于感染性疾病所致的高热患儿。布洛芬适用于6个月以上儿童，剂量为每千克体重5～10 mg，每6～8小时1次。代表药为托恩口服溶液等。

(4) 安乃近：属于吡唑啉基类活性药物，有注射剂和片剂，主要不良反应为肾毒性、胃肠道出血、严重皮疹，致死性粒细胞缺乏为其最严重不良反应。目前许多国家禁止或限制使用安乃近，值得引起人们高度重视。我国也于2020年起规定，安乃近禁用于18岁以下青少年儿童。

其实，退热药只是对症治疗，药效仅能维持数小时，体内药理作用消除后，体温将再度上升。必须提醒的是，不同的退热药最好不要同时使用，或自行增加剂量，否则会使患儿出汗过多，导致虚脱、低体温（低于36 ℃），甚至休克。半岁以内婴儿发热时不宜使用退热药来降低体温，而应选用物理降温，如松开包被、洗温水澡等。当患儿拒绝口服药物时，可用退热栓剂，其由肠道吸收,退热效果迅速,又非常方便,但注意要小剂量给药,切忌反复多次使用而致退热过度,引起体温陡降或腹泻。

女性经期用药应注意什么

女性月经期如发生痛经,不要轻易使用止痛药,除非疼痛达到难以忍受的程度,方可酌情用药治疗,但某些镇痛药多用会成瘾,所以最好选用非成瘾性止痛药为妥。经期卫生也是极其重要的,此时要特别注意对生殖器官的保护,月经期要禁用各种阴道栓剂和坐浴,治疗滴虫的局部用药也应暂停,以防处理不当而感染宫腔。同时应当尽量避免对子宫的刺激,停止服用或使用能够引起子宫生理功能变化的药物,如子宫收缩药、作用强烈的泻药以及具有行气破滞、祛瘀活血的中药。

女性孕期如何安全用药

在十月怀胎中,孕妇有可能患上各种疾病。现在有许多人将对"孕期不能随便用药"误解为"孕期不能用药",使得一些原本通过及时、正确地用药就可以治愈的疾病丧失了治疗机会,最终拖成大病、重病,甚至祸及胎儿。例如,孕妇患上感染性疾病,医生使用抗生素治疗是完全必要的,药理研究证实,青霉素、氨苄西林、头孢菌素等对胎儿没有致畸作用,相反,如炎症加剧或

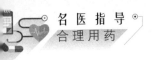
高热不退,甚至发生毒血症及缺氧、休克,不但会造成胎儿先天异常,更可能因此而流产、早产或胎死腹中。

在孕期头 3 个月,胎儿体内细胞高度分化,各器官和系统正处于初步形成时期,因而对药物特别敏感。即使在孕期后 3 个月到分娩期,胎儿脑部和泌尿系统的细胞仍处在继续分化状态,仍保持着对药物致畸因子的敏感性。所以,孕期内不能随意用药是一个总的原则。但是,孕期也不能完全禁止用药。根据具体情况处理问题,才是有利优生的科学方法。

孕期禁用的药物有沙利度胺(反应停)、四环素族药物、庆大霉素类耳毒性药物、己烯雌酚、磺胺类药物、某些解热镇痛药物及镇静类药物等。有些药物如青霉素类药物、维生素类药物、促消化类药物、某些止咳药物以及某些中药并不会对胎儿产生负面影响,可在医生指导下使用。

孕妇不宜使用哪些中药

中药并非都是绝对安全的,特别是各味中药相互配伍以后其产生的作用差异较大,有的可直接或间接影响到胎儿的生长发育。因此在怀孕的最初 3 个月内,孕妇除慎用西药外,亦应慎用部分中药,以免造成畸胎或导致早产、流产。

(1) 大毒大热药物:如生南星、朱砂、雄黄、大戟、附子、商陆、斑蝥、蜈蚣等,本身就具有一定毒性的药物。中药雄黄已肯定有致畸胎作用,孕妇应绝对禁止内服。朱砂含有可渗性汞盐(即水银),可在孕妇体内蓄积,导致新生儿小头畸形、耳聋、斜视、智力低下等。

(2) 活血化瘀药物:如桃仁、红花、枳实、蒲黄、益母草、当归、水蛭、虻虫、穿山甲、乳香、没药等,可使孕妇血液循环加快,具有刺激子宫、引起子宫强烈收缩的作用,导致胎儿宫内缺血缺氧,使胎儿发育不良及产生各种畸形,甚至引起流产、早产和死胎。

(3) 滑利攻下药物:如滑石、木通、牵牛子、冬葵子、薏苡仁(根)、巴豆、芫花、大戟、甘遂等,多有通气、利尿、下泻的作用,可通过刺激肠道及消化系统,兴奋子宫并引起反射性收缩,使胎儿着床不稳而导致流产、早产。

(4) 芳香走窜药物:如丁香、降香、麝香等,可通过神经系统引起子宫收缩,容易导致胎儿早产或流产。不少人工流产或引产药物中,麝香均为其中的主要成分之一。

同时应当注意的是,中成药之中是否含有上述各类中药。对已注明有孕妇禁用或慎用的中成药,应避免服用。

孕妇为何要禁用或慎用各种抗菌药物

在妊娠期间要禁用或慎用各种抗菌药物,非用不可者,应在医生指导下使用。

(1) 青霉素可导致胎儿严重黄疸,严重时可导致胎儿死亡。

(2) 链霉素可引起胎儿先天性耳聋,骨骼发育畸形。

(3) 卡那霉素可致耳聋。

(4) 四环素可致牙釉质形成不全,形成"四环素牙",骨骼、心

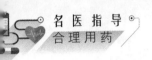

脏畸形,先天性白内障,四肢短小或缺损,新生儿溶血性黄疸,最严重的可出现核黄疸甚至死亡。

(5) 土霉素、多西环素(强力霉素)可致胎儿短肢畸形。

(6) 氯霉素可致新生儿血液循环障碍,呼吸功能不全、发绀、腹胀(即"灰婴综合征")。妊娠末期大量使用,可引起新生儿血小板减少症、再生障碍性贫血或胎儿死亡。

(7) 红霉素可致先天性白内障、四肢畸形。

(8) 庆大霉素可致胎儿耳损伤,甚至先天性胃出血及多囊肾。

(9) 磺胺类药物(以长效磺胺和抗菌增效剂为主)可致高胆红素血症、核黄疸畸形。

(10) 多黏菌素 E、多黏菌素 B 及万古霉素服用时间过长可使孕妇发生急性肾功能衰竭,使婴儿出生 3 年内易患神经肌肉阻滞、运动失调、眩晕、惊厥及口角感觉异常。

(11) 万古霉素还可致婴儿暂时性耳聋或永久性耳聋。

(12) 利福平可致胎儿畸形。

(13) 抗真菌类药物两性霉素 B、灰黄霉素、制霉菌素、克霉唑对孕妇的神经系统、造血系统、肝肾功能可有严重不良影响。灰黄霉素还可致流产和畸胎。

(14) 氨苯蝶啶对孕产妇有肝损害,可改变血常规。

哺乳期妇女使用抗菌药对乳汁有无影响

不同的抗菌药物随乳汁分泌的差异很大,其中随乳汁分泌量较大的有红霉素和林可霉素。红霉素静脉滴注时，乳汁浓度较血清浓度高4～5倍，而青霉素G肌内注射或静脉滴注时，乳汁中浓度仅为血清浓度的2％～20％。有些抗菌药物在乳汁中浓度很高，但到达婴儿体内的药量有限，不过也会引起婴儿变态（过敏）反应和导致耐药菌株的产生。有些药物如卡那霉素和异烟肼经乳汁分泌，有可能导致婴儿中毒，应禁用。磺胺类通过乳汁的药量足以使6-磷酸葡萄糖脱氢酶缺乏的婴儿发生溶血性贫血。

乳母用药对婴儿有何影响

哺乳期内妇女用药时，除需要考虑药物对乳汁分泌有无影响外，还要想到药物对婴儿会不会产生影响。例如，青霉素对某些有过敏家族史的婴儿就有潜在的极大威胁。抗生素类药物自乳汁中排泌的差异很大，有些抗生素在母乳中有较高浓度，能导致婴儿耐药菌株的形成，并产生毒性作用。甲状腺素在乳汁中的浓度可达到血中浓度的几倍到十几倍，极易造成婴儿甲状腺肿和白细胞减少。巴比妥类药物虽然从乳汁中排泌不多，但若长期服用，仍可能波及婴儿。乳母服用溴化物，可引起婴儿嗜睡、皮疹；服用吗啡或麦角制剂，可使哺乳期婴儿中毒。解热镇痛药如阿司匹林、安乃近、保泰松等，均能通过乳汁进入婴儿体内，对6个月以内的婴儿危害尤其大。所以，哺乳期妇女若使用抗生素时间较长或剂量较大，就必须暂停给婴儿哺乳。

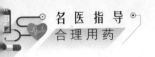

如乳母患病必须服药,可以采取灵活变通的办法,如尽量避开哺乳时间服药;中、短效药物可以选在哺乳以后再服;每日只需服用1次的药物,可放在临睡之前服,婴儿在夜间可喂牛乳。当然这些药物应是毒性很低、在体内排泄较快、用量较小的,列入禁忌的药物万不可采用此办法。

乳母患急性乳腺炎时如何合理用药

急性乳腺炎多发生于初产妇。轻者仅有乳房胀痛、低热,无明显肿块。重者可发高热、寒战、乳房肿大有搏动性疼痛,发炎部位的皮肤发红、变硬,压之疼痛。

急性乳腺炎早期应停止哺乳,用吸乳器将乳汁吸干净,或按摩乳房使乳汁引流通畅,同时用乳罩或三角巾将乳房托起。发病头2天在发炎局部给予冷敷,可减少充血和乳汁分泌,3～4天后改用热敷,局部也可用5％硫酸镁或芒硝、薄荷各30 g煎水湿敷。炎症早期可用含100万U青霉素等渗盐水10 ml加1％普鲁卡因10 ml在发炎乳腺周围进行封闭注射,必要时每6小时1次,但青霉素皮试阴性后方可进行,如果青霉素皮试阳性者应改用其他抗生素治疗。亦可采用鲜蒲公英水煎服,或蒲公英、金银花、瓜蒌水煎服,也可局部外敷三黄膏或芙蓉膏,还可采用针灸足三里、曲池、肝俞、胃俞、太冲、乳根、肩井等穴位。

急性乳腺炎如果经4～5天治疗不见好转,可能已形成脓肿,此时应到医院进行切开排脓引流,定期换药。

老人用药为何要减量

老年人用药原则上应减少剂量,一般主张 60 岁以上老人减量 1/4, 70 岁以上老人减量 1/3, 80 岁以上老人减量 1/2,并提倡给药先从小剂量开始,达到有效量之后再适当维持,然后逐渐停药。这是因为老年人肝微粒体酶减少,免疫功能减弱,对一些药物的治疗作用不敏感,表现为药效不理想,但如果任意加大剂量,则药物的毒性损害不亚于疾病本身的损害。老年人用药应尽量选择比较熟悉的高效低毒、安全性高的药物,而且用药品种不能太多或药味太杂,避免药物总剂量太大。

老人应慎用哪些药物

人体的免疫、吸收、排泄、解毒等功能随着年龄的增长而降低,因此,老年人用药要谨慎。

(1) 解热镇痛药:服吲哚美辛(消炎痛)可导致老年人精神障碍、腹泻、消化道溃疡或出血。

(2) 抗生素:链霉素、庆大霉素、卡那霉素等可引起眩晕、耳鸣、耳聋及肾功能损害,大量应用四环素类药可造成急性肝脂肪性变甚至死亡。

(3) 泻药:老年人易便秘,若长期靠泻药导泻,不仅容易引起

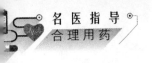

结肠痉挛,使排便更困难,还会造成钙和维生素的丢失。

(4) 利尿药:老年人服利尿药后可因钾从尿中大量排出而导致肌肉无力、心律失常、血压过低等。老年人最好选用中效或弱效利尿药并注意补钾。

(5) 安眠药:老年人服安眠药易造成药物依赖,但又常需加大剂量才有效,这就可能导致慢性中毒,出现精神错乱或抑郁,进而导致痴呆及智力障碍。

(6) 阿托品:是治疗肠道痉挛的主要药物,老年人服用后可能会引起膀胱张力下降而造成排尿困难,如患有青光眼者则更应禁用此药。

(7) 甲氧氯普胺(胃复安):此药对一般人不良反应极小,但老年人和糖尿病患者服用后,容易对神经系统造成不良影响,表现为阵发性急性肌张力障碍,并伴有神情古怪多变,症状类似癫痫、神经官能症、破伤风等病,极易误诊。

(8) 普萘洛尔(心得安)、利舍平等心血管病药物:普萘洛尔使用不当会导致老年人心动过缓、轻度心衰及呼吸道疾病;普萘洛尔与降糖药合用会加重低血糖反应,并掩盖急性低血糖症状,危险更大。长期服用利舍平会使抑郁症加重或导致胃溃疡出血;利舍平与地高辛合用,可导致严重的心动过缓,并诱发异位节律。

如何正确鉴别药物不良反应

近年来,随着科学技术的发展和药物的广泛使用,药源性危害越来越凸显。据世界卫生组织统计,各国住院患者发生药物不良反应的比例在 10%～20%,其中有 5%的患者因为严重的药物不良反应而死亡。要正确处理药物不良反应,减少药物不良反应给患者带来的危害,尤其是经常在家服药的慢性病患者,学会正确鉴别药物不良反应是十分重要的。正确鉴别药物不良反应,要从以下几个方面综合分析。

1. 从出现反应的时间判断

药物不良反应一定是在用药后发生的,用药前的症状可以排除是药物引起的。根据用药后时间具体分析如下。

(1) 数秒或数小时发生的不良反应:常见的有过敏性休克,可在服用药物后突然发生。固定性药疹、荨麻疹、血管神经性水肿,多发生在用药数分钟至数小时内。支气管哮喘也常是药物变态(过敏)反应的一种表现,多发生在用药后数秒至数分钟内。

(2) 用药后 0.5～2 小时发生的反应:用药后 0.5 小时左右,或在 2 小时内发生恶心、呕吐、胃部不适,可能是药物引起的胃肠道反应。

(3) 用药 1～2 周发生的不良反应:药物变态反应中血清病样反应,一般在用药后 1～2 周发生,血清病样反应多在首次用药后 10 天左右发生。大疱性表皮松解萎缩性药疹在用药后几小时至 28 天内发病。剥脱性皮炎型药疹在 10 天后开始发病,继 1 周达到高峰。多形性红斑常在用药后 2～7 天发病。

(4) 停药后短时间发生不良反应:如长期应用普萘洛尔(心得安)、可乐定降血压,停药后可出现反跳性高血压。连续使用抗凝剂突然停药后,可出现反跳性高凝状态伴血栓形成等。

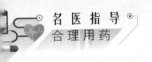
（5）停药后较长时间引起的反应：如保泰松、氯霉素所致再生障碍性贫血可能在停药后较长一段时间才发生。白消安引起的肺部病变常在患者用药时间1年以上才出现，停药后仍可继续发生。药物的致胎儿畸形作用发生时间则可晚一些。

2. 从出现的症状判断

出现的症状是否符合被怀疑药物的不良反应，主要参考药品说明书中的"不良反应"，看是否列举出了出现的不适症状。

一般而言，药物的不良反应不同于原有疾病的症状，如阿司匹林、吲哚美辛（消炎痛）等引起的哮喘；庆大霉素、链霉素等导致的耳聋；青霉素、碘制剂等酿成的过敏性休克。但也有与原有疾病相同者，如可乐定、甲基多巴等降血压药，若长期应用后突然停用，会造成血压骤升、心率加速，甚至出现颅内出血，需立即抢救。又如贸然停用普萘洛尔，对心绞痛患者会引起较用药前更为严重的症状，常在夜间突然发生，且造成冠状动脉功能不全，发生严重的心肌梗死，甚至有生命危险。

3. 排除其他可能的因素

要判断出现的症状是原发疾病还是其他药物引起的，必要时咨询医生或专业药师。

4. 是否有再激发现象

即再次用药是否会发生同样的反应，如果有再激发现象，不良反应的可能性很大。

5. 停用或减量后的反应

停药或者减量以后，不适症状是否减轻或者消失，如果停药或者减量后，不适症状减轻或消失，则不良反应的可能性增大。

以上 5 个方面,如果满足 3 个,就应高度怀疑是药物不良反应,要及时报告和咨询医生,采取应对措施。发生药物不良反应应及时通过医生、药师或直接向药品不良反应监测部门报告,并且进行用药咨询,以避免再次发生。发生严重的药物不良反应,应及时就医。

应对药物不良反应有哪些办法

应对药物不良反应最好的办法首先是合理用药,避免药物的滥用。只要采取一些简单的措施,就可以避免或减少药物不良反应的发生。以下是应对一些常用药物不良反应的办法。

(1) 复方磺胺甲噁唑片(复方新诺明)是常用的抗菌药物,价格低廉,疗效好。但是复方磺胺甲噁唑片易在泌尿系统形成结晶,损害肾脏,导致结石、血尿、尿闭等,严重者可引起肾功能衰竭。预防的方法:可以在服药时加服等量的碳酸氢钠,饮苏打水,多吃水果、多饮水就可以避免此类不良反应。

(2) 许多高血压或慢性水肿的患者需要长期服用排钾利尿药,如呋塞米(速尿)、氢氯噻嗪(双氢克尿塞)、吲达帕胺(寿比山)等,可引起低血钾症,导致肌肉无力。预防的方法:可以在服药的同时加服适量的氯化钾,多吃含钾丰富的食物,如苹果、土豆等。

(3) 结核病患者需要长期服用异烟肼(雷米封),容易导致维生素 B_6 缺乏。预防的方法:可以根据情况适当加服维生素 B_6,

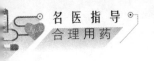
但用量不宜过大,因为维生素 B_6 可对抗异烟肼的抗结核作用。

(4) 长期服氢氧化铝凝胶易引起磷缺乏。预防的方法:可以同时加服维生素 AD 丸,以促进肠道磷吸收。

(5) 长期服用糖皮质激素类药物,如醋酸可的松,可发生钙、铁吸收不良。预防的方法:服药期间,可适当补充钙和维生素。

(6) 长期服用水杨酸钠会抑制肝脏凝血酶,导致出血倾向。预防的方法:可以在服药的同时加服止血药维生素 K_3。

(7) 长期服呋喃妥因或呋喃唑酮,可导致周围神经炎等严重不良反应。预防的方法:可以在服药的同时适量补充维生素 B_6。

(8) 长期服用四环素类抗生素,可因为肠道内的一些有益菌受到抑制,而使 B 族维生素和维生素 K 合成不足,引起 B 族维生素和维生素 K 缺乏症。预防的方法:可以在服药的同时,适当补充 B 族维生素和维生素 K。

(9) 高血压药物肼屈嗪长期服用容易导致缺铁性贫血。预防的方法:服用期间要补充铁剂,如硫酸亚铁、富马酸亚铁胶丸、力维隆补血糖浆等。

(10) 长期服用利尿剂时,应多吃一些含钾丰富的食物,如马铃薯、冬瓜、西瓜、杏仁、橘子、葡萄等,因利尿剂可使血钾减少而引起低钾血症,特别是合用洋地黄类药物治疗心脏病时更应注意,以免诱发心律失常。

(11) 服用酚酞片(果导片)等泻下类药物时,应慎食辛辣之品,如辣椒、生姜、葱、蒜、花椒等。这些食物可拮抗药物的泻下作用,又可引起胃肠充血,产生腹胀、腹痛等症状。

(12) 在服用镇静、催眠类药物时应忌酒,以免加剧药物的作用而引起中毒反应；服用呋喃唑酮（痢特灵）、利福平、灰黄霉素等药物时也应忌酒，以免增强药物的毒副作用；服用降糖药如甲苯磺丁脲（D860）和氯磺丙脲时也应忌酒，因这类药物能抑制乙醛脱氢酶，在乙醇氧化成乙醛后，由于抑制乙醛脱氢酶不能继续氧化乙酸最后变成二氧化碳和水，可产生"乙醛蓄积综合征"，表现为恶心、呕吐、剧烈头痛、颜面潮红、呼吸困难、低血压等。

饮酒对药物疗效有影响吗

酒中含有乙醇，乙醇可加速某些药物在体内的代谢转化，降低药物疗效，诱发药物不良反应。服药时饮酒，可使消化道扩张，增加药物吸收，易引起不良反应，因此，服药时不宜饮酒。

（1）安眠药与抗凝血药：大量饮酒对安眠药如巴比妥类、甲丙氨酯（眠尔通），抗凝血药如肝素、双香豆素等有影响。大量饮酒因高浓度乙醇（酒精）对肝药酶的抑制使这些同服的药物在体内的半衰期延长而蓄积中毒。

（2）安乃近、苯妥英、苯巴比妥：少量饮酒，乙醇（酒精）对肝药酶起诱导作用，使这些药物在体内的代谢加速，半衰期缩短，药效下降。

（3）镇静药和抗过敏药：如氯丙嗪、奋乃静、地西泮（安定）、氯氮（利眠宁）等精神镇静药，氯苯那敏（扑尔敏）、苯海拉明、赛庚啶等抗过敏药物，如果与酒同服，轻则使人昏昏欲睡，重则使血压降低，呼吸抑制而死亡。

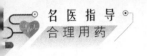

(4) 抗心绞痛药：如硝酸异山梨酯（消心痛）、硝酸甘油可骤然地扩张血管。如果与酒合用，酒会加剧这些药物产生不良反应如头痛等，饮酒多还会引起血压下降、胃肠不适甚至突然晕倒等严重不良反应。

(5) 降血压药：如利舍平、肼屈嗪（肼苯达嗪）、硝苯地平（心痛定）等，若服药期间喝酒，因酒能引起血管扩张，从而易出现低血压。若饮酒过多，降压药用量又过大，常常会出现休克，严重时可危及生命。

(6) 降血糖药：喝酒以后再服降血糖药如苯乙双胍（降糖灵）、格列本脲（优降糖）、甲苯磺丁脲等，因乙醇（酒精）能刺激胰岛 β 细胞分泌胰岛素，所以乙醇能增强降血糖药物的作用，引起低血糖性休克，加重药物的不良反应，并可诱发乳酸血症。因此，糖尿病患者长期饮酒，可造成致命性的神经损害，而出现各种神经精神症状。

(7) 水杨酸类解热镇痛药：如阿司匹林本身能刺激胃黏膜使胃黏膜损伤而引起胃炎等不良反应，如与酒同服，可诱发溃疡或引起急性出血性胃炎，加重出血。

(8) 止血药：乙醇（酒精）对凝血因子有抑制作用，加之酒能扩张末梢血管，酒与止血药如维生素 K、卡巴克洛（安络血）等的作用正好是对抗的，故酒后不宜服用这些药。

(9) 利福平、红霉素和抗血吸虫病药：这些药物本身对肝脏的毒性就大，若与酒合用会使毒性更加严重，加重对肝脏的损害。

(10) 维生素类药物：饮酒会妨碍维生素类药物的吸收，所以服这类药物不宜饮酒,以免影响疗效。

为什么服药后开车的危险性可能超过酒后驾驶

随着现代交通运输业的发展,交通事故也日渐增多,严重危害人们的生命与财产安全。据有关资料统计,全世界每年因车祸丧生的人数就超过 60 万人,留下永久性伤残者在 400 万人以上,一般受伤者则不计其数。在许多国家,车祸已成为第一位意外死亡原因。此外,由交通事故造成的经济损失也相当惊人。药物是导致交通事故的一个重要原因。最近几年,德国、英国、美国和日本等多个交通发达国家的科学家对大量的交通事故进行调查,结果不约而同地发现,由于司机服药不慎导致注意力不集中、头晕、头昏、耳鸣、视物不清、反应迟钝、肌张力障碍等所造成的交通事故,比酒后驾车造成的交通事故还要多,只是不被人们所认识和重视而已。

能够影响驾驶的药物很多,用药一不小心就可能出事。常见的影响驾驶的药物:安眠药、抗组胺药、抗感冒药、抗焦虑药、降血压药、某些抗生素、抗心绞痛药、解痉止痛药、驱肠虫药、抗心律失常药等。尤其应引起我们注意的有以下 3 类。

(1) 中长效安眠药:如地西泮(安定)、硝西泮(硝基安定)、苯巴比妥、阿普唑仑(佳静安定)等。连续服用 30 天以上或大剂量服用地西泮、氯丙嗪等安定类药物后,个别驾驶员会有眩晕、嗜睡、肌无力、体位性低血压和反应下降等症状,更严重的是容易

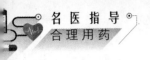

出现视力模糊、眼球震颤症状,在驾车时容易看不准前方车辆的突变造成交通事故。服用巴比妥类药物、水合氯醛等催眠药的驾驶员除了当晚能尽快安睡外,催眠药的药性会持续2～3天,在第二天开车时仍然会出现头晕目眩、乏力嗜睡和反应迟钝等不良反应。因此,建议服用催眠药的驾驶员在2～3天内不要驾驶机动车。

(2) 抗过敏药:如异丙嗪(非那根)、氯苯那敏(扑尔敏)、赛庚啶、苯海拉明、布克立嗪(安其敏)等。此类药物用于治疗变态反应,也就是常说的过敏反应。这些药物对中枢神经也有明显的抑制作用,常常有嗜睡、眩晕、头痛、乏力、颤抖、耳鸣和幻觉等不良反应。嗜睡、眩晕、头痛乏力都会令司机注意力不集中,反应不灵敏,对复杂路面情况失去应有的灵活反应,而颤抖、耳鸣和幻觉等症状则更严重,对路面状况根本无法做出良好判断。值得注意的是,大多数感冒药都含有抗组胺类药物成分,以达到减轻鼻塞、流鼻涕等感冒症状的目的,如双酚伪麻(日夜百服宁)、复方盐酸伪麻黄碱(新康泰克)等内含氯苯那敏成分,服用后会给驾驶带来隐患。故驾驶员应改服不含组胺药的感冒药,买药时注意看清成分说明。

(3) 胰岛素:患有糖尿病的司机,可能会使用胰岛素来降低血糖。但是,司机朋友往往因工作需要,饮食不规律,所以使用胰岛素容易引起低血糖的不良反应。低血糖症是由于血液里葡萄糖浓度低于正常水平而出现的疾病,患者经常会出现饥饿、心慌、手抖、头晕、出汗、烦躁、焦虑、全身无力,严重者会出现脑功能障碍,如恍惚、嗜睡、反应迟钝甚至昏迷等症状。美国营养学家相关调查表明,许多车祸的发生都与肇事者血糖水平过低导致反应迟钝有关,血糖过低时开车和酒后驾车一样危险。为预防低血糖,首先,注射胰岛素后30分钟内要进食,当活动量增加时,要及时少量加餐,外出办事要注意按时吃饭,服用磺脲类降糖药的患者也应及时加餐。其次,注射混合胰岛素的患者,特别要注意按时吃晚饭或在睡前多吃些主食或鸡蛋、豆腐干等。再次,随身携带一些糖块、饼干等,以备发生低血糖反应时食用。

家庭用药容易误用的药物有哪些

　　家庭用药是慢性病患者和老年人用药的主要形式。家庭中备着的一些常用药物往往会在有意无意间被误用,不但不能治疗疾病,反而易引起不良反应。以下列举一些家庭中容易被误用的药物种类和情况。

　　(1) 抗菌药物:有的患者治病心切,认为多吃药病好得快,用抗菌药物的时候,随意加大剂量,等病情稍有好转又擅自停药。结果病情反复,甚至迁延难愈。药品说明书中规定的剂量,是经过大量试验制定的,减少或增加剂量不仅无法达到治疗效果,往往还会造成不良后果。抗菌药物还应该用足疗程,用药时间不足的话,有可能无效,或者因为没有彻底治愈而复发。

　　(2) 感冒药:有些人感冒时喜欢同时服用两种甚至更多的感冒药,以为这样更有利于治疗。其实,不同厂家生产的感冒药有不同的商品名,但可能含有的药物成分相同,多为伪麻黄碱(主

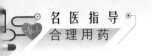

要作用是选择性地收缩上呼吸道毛细血管,消除鼻咽部黏膜充血、肿胀,减轻鼻塞症状)和对乙酰氨基酚(主要作用是解热镇痛),有的则添加止咳成分右美沙芬。这就容易导致这种药物成分的过量使用,从而产生毒副作用,比如造成肝功能损害。

(3) 消炎润喉药:有些人因为职业的原因,常到药店买金嗓子喉宝等润喉片,吃了之后嗓子会觉得滋润舒服一些。另外,有些小朋友甚至拿润喉片当糖吃,家长也认为"吃润喉片总比吃糖好,还能预防疾病"。润喉片主要用于治疗口腔、咽喉部的感染性疾病,如咽炎、喉炎、扁桃体炎、鹅口疮、口腔溃疡及口臭等。因其口感清凉、香甜,受到各年龄段消费者的喜爱。但是,如果在没有炎症的情况下滥用,润喉片中的抗菌成分会杀灭口腔中的正常菌群,引起菌群失调,反而诱发炎症的产生。也有可能产生一些其他的不良反应。

(4) 止咳药:呼吸道有感染,炎症没有控制,气管和肺内的分泌物最好能排出体外,而咳嗽是呼吸道防御反应的组成部分,咳嗽有助于排痰,所以多痰或者痰液黏稠的情况应选择能祛痰或化痰的止咳药。这时要禁用中枢性镇咳药如可待因等,不然因抑制咳嗽导致痰液不能排出,引起痰液阻塞,加重病情,甚至发生窒息。

(5) 消化系统用药:有些人发生腹泻后,马上就使用止泻剂,这种做法不科学。因为发病初期,腹泻能将体内的致病菌与它们所产生的毒素和进入胃肠道的有害物质排出体外,减少对人体的毒害作用。此时如果使用止泻剂,无疑是"闭门留寇"。因此,腹泻时,应该先到医院检查大便,判断是细菌感染还是其他原因造成的。止泻剂应在医生指导下正确使用。

(6) 皮肤科外用药:代表药物有皮炎平软膏、皮康王霜、氟轻松软膏。有些人把激素当成治疗皮肤病的"万能药",不经皮肤科医生的诊断,稍有不适(尤其是面部),就自选含有激素的药物外涂,结果却诱发了激素依赖性皮炎。皮质激素(俗称激素)具有抗过敏、止痒、抑制炎症等作用。外用的皮炎平、氟轻松(肤轻松)、乐肤液等激素类外用制剂,对多种皮肤病,如接触性皮炎、湿疹、神经性皮炎等是有效的。特别是对这些皮肤病所引起的瘙痒,如果使用得当,有一定的止痒作用。但有些感染性皮肤病,外用了这类药物不但无效,还会使局部抵抗力降低,病情加重,甚至导致激素依赖性皮炎。如果长期外用激素制剂,还会导致皮肤萎缩。尤其是面部,更应慎重。

为什么节日不可讳医忌药

春节是我国最重大的传统节日,有些患者忌讳在这一天服药,以免给自己新的一年带来不好的运气。但是长期服药的慢性病患者,切记不可突然停药,否则会导致疾病的复发、加重或恶化,甚至危及生命。哪些药物需要特别注意呢?

(1) β受体阻滞剂:长期服用普奈洛尔(心得安)等β受体阻滞剂治疗心绞痛,突然停药后,可出现心绞痛症状加重,导致心肌梗死与猝死。为防止停药反应,心绞痛患者撤除β受体阻断剂时,必须由医生小心监护2~3周,逐渐减少剂量直至最后停药。

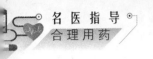
(2) 中枢性抗高血压药:如 α 甲基多巴、可乐定(可乐宁)、胍那苄(氯压胍)、胍那决尔(胍环定)等治疗高血压药,在血压降至正常之后突然停药,血压可在短期内急剧回升,达到或超过治疗前的水平,并出现出汗、脸部潮红、失眠、易激动、头痛、恶心、心动过速等交感神经活动亢进表现,严重者可发生高血压危象、脑出血。为预防停药反应,患者未经医生许可,不能突然停药。如医生认为有必要停药时,也必须密切观察与监护,以防意外事故的发生。

(3) 硝酸酯类:硝酸甘油等硝酸酯类长期服用骤停可致严重的心绞痛复发,甚至因心肌梗死而死亡。

(4) 抗癫痫药:如苯妥英钠,癫痫患者服用症状得到控制后,如果突然中断使用,可引起癫痫频繁发作,甚至出现癫痫持续状态。因此,癫痫患者服药期间除非发生严重的不良反应必须立即停药外,切忌突然中止治疗。服药期间如饮酒可降低疗效,甚至诱使癫痫发作。

(5) 肾上腺皮质激素类药物:如可的松、泼尼松和地塞米松等。这类药在较长时间使用之后,如果突然停用,可使原疾病复发或恶化,出现反跳现象,甚至发生肾上腺皮质危象,表现为厌食、恶心、呕吐、乏力、疲倦、昏迷等。

(6) 抗精神病药:如氯丙嗪等,精神分裂症患者在服药期间,可能已有相当一段时间没有发作,但如果突然停药,则会出现精神分裂症现象的急剧恶化。因此,氯丙嗪治疗精神分裂症,应在症状好转后逐渐减量,并在一段时间内应用维持量(每日 50～100 mg),以巩固疗效,预防复发。

（7）抗菌药物：如呋喃唑酮（痢特灵）、甲硝唑、头孢菌素（先锋霉素）等药物，服用时饮酒可抑制乙醇的代谢，引起头痛、头晕、恶心、呕吐、心慌、胸闷、呼吸困难、血压下降等一系列症状。

（8）降糖药物：如格列本脲（优降糖）、二甲双胍、胰岛素等，服药期间大量饮酒，可引起头晕、心慌、出冷汗、手发抖等低血糖反应，严重者可发生低血糖昏迷，若抢救不及时，则有生命危险。

服用哪些药期间要忌口

药物与食物之间也会有相互作用，不合理的相互作用轻者降低疗效、延误治疗，重者还能引起严重的不良反应，危害身体健康。

中药气、味、性等与食物的相互作用较多，许多中药服用期间都需要忌口。中草药汤剂成分复杂，与食物的相互作用比较多，服用时应该向开处方的中医生询问需要忌口的事项。对于中成药，还可以仔细查看说明书中需要忌口的事项。

服用西药时，也应忌口。营养学与药学专家研究发现，食物与药物常常相互影响，一些食物不但影响药物的疗效，甚至能破坏某些药物的治疗作用，但有些食物却对药物有协同作用。一般常见的注意事项如下。

（1）服用四环素类药物时，不要同时饮用牛奶及奶制品，因牛奶中的钙质可影响四环素的吸收而降低疗效。

（2）服用避孕药时，应多吃一些新鲜蔬菜、水果、动物肝等，

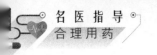
因避孕药可降低血中维生素,特别是叶酸和维生素 B_6 的含量,而这些食物含这类营养素较多。

（3）如前所述,长期服用利尿剂时,应多吃含钾丰富的食物,因利尿剂可使血钾减少而引起低血钾症,特别是合用洋地黄类药物治疗心脏病时更应注意,以免诱发心律失常。

（4）服用甲状腺制剂时,要限制食用黄豆、油菜、萝卜、洋白菜等食物。

（5）服用酚酞(果导)片等泻下类药物时,对辛辣之品应慎食。这些食物可拮抗药物的泻下作用,又可引起胃肠充血,产生腹胀、腹痛等症状。

（6）服用镇静、催眠类药物时应忌酒,以免加剧药物的作用而引起中毒反应;服用呋喃唑酮(痢特灵)、利福平、灰黄霉素等药物时也应忌酒;服用降糖药如甲苯磺丁脲(D860)和氯磺丙脲时也应忌酒。

（7）服用铁剂及人造补血药时应禁茶,因茶叶中的鞣质可与铁起化学反应而降低疗效;服用镇静、催眠药时也应忌茶,因茶碱有兴奋作用,两者会互相拮抗而失去治疗作用;服用双嘧达莫(潘生丁)时也应忌茶,因双嘧达莫的扩血管作用可因茶碱、咖啡因的作用而失效。

（8）服用降糖药、可的松类药物时,应低糖饮食,以免血糖升高;服用苦味健胃剂时不可同时吃糖,否则苦味被掩盖而使药物作用消失;服用异烟肼类药物时,不可与乳类食品同食,因乳类食品中的乳糖可减少人体对异烟肼的吸收。

（9）服用左旋多巴类药物时,应低蛋白质饮食,因其是依靠主动转运从小肠吸收,在转运过程中需要"载体",但其他芳香氨基酸能竞争同一载体系统,因此高蛋白质饮食可降低左旋多巴的疗效,低蛋白质饮食则可增强其疗效。

家庭储备药品须知有哪些

(1)药品最好用原包装物包装:便于识别,便于掌握服用方法、剂量。如无原包装,应选用干净的小瓶干燥后装药,并将药物的名称、服法、剂量等写清楚贴在包装瓶上。

(2)建立一张药品明细表:分内服药、外用药两大类,再按药品名、用途、用量、用法、注意事项、失效期等列表,一旦需要即可查表,能够起到方便、安全用药的作用。

(3)避光:西药大多是化学制剂,阳光中紫外线能加速药物变质,特别是维生素和抗菌药物,遇光后都会使颜色加深,药效降低,甚至变成有害有毒物质。在药房里,可看到许多暗不透光的,有的是棕褐色、有的是蓝颜色的磨口瓶,就是为了避光保存使药品不变质。

(4)密封:空气中的氧气能使药物氧化变质。所以,无论是内服药还是外用药,用后一定要盖紧瓶盖,以防药物氧化变质失效。

(5)干燥:有些药品极易吸收空气中的水分,而且吸收水分后便开始缓慢分解失效。

(6)阴凉:药物的化学反应随温度的上升而加快,温度上升

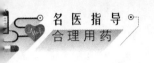
10 ℃,化学反应速度可增加 2～4 倍。因此,药品的存放位置,应选择在家中最阴凉干燥处。

(7) 注意有效期:要定期(一般为 3～6 个月)检查药品是否超过有效期或变质失效。如发现药品超过有效期限,药片变色、松散、潮解、有斑点,胶囊有粘连、开裂,丸药有虫蛀、霉变,糖浆、膏滋类药发霉、发酵,药水混浊沉淀,眼药水混浊有絮状物等情况时,均应及时处理和更换。

(8) 药品必须存放在安全可靠的地方:不要让孩子和精神异常的患者随时拿到,以免偷服、误服发生中毒。家庭用的外用药,消毒药,灭蚊、灭蝇药,绝不可混放,以免发生意外。

怎样阅读药品说明书

说明书最前端通常是药品的名字与许可证号。药品的许可证一般由各省卫生部门核准颁发。

(1) 药名:药品的名字通常可分为商品名或通用名。通用名是世界通用的,从任何教科书或文章上看到的应该是同一个名称,一般以英文和译文表示。至于商品名,每一家生产药厂都可为它的产品取一个商品名,因此,相同成分的药品,或是通用名相同的药品,可有很多个商品名。不同的商品名,意味着是不同厂家的产品。

(2) 主要成分:有些药品为单一成分,有些为复合成分(复方)。成药中复方产品居多,医生处方药则单方居多。此处标明的多为主要成分。

（3）适应证：或称作用与用途。即根据药品的药理作用及临床应用情况，将使用本品确有疗效的疾病列入适应证范围。此项在一些中成药的说明书中常用"功能与主治"表示。

（4）用法与用量：说明书上的药品用量通常指成人剂量。儿童剂量则要根据年龄或体重计算。有些药品也有注明儿童用量的。许多中西药的重量用克（g）、毫克（mg）等表示；容量用毫升（ml）表示，并按 1 g＝1 000 mg，1 L＝1 000 ml 的比例换算。如每片 0.5 g 与每片 500 mg 是相同剂量。药物用量常注明每日几次、每次多少量，儿童常用每日每千克体重多少量来表示。有些药物如生化制剂或抗生素，常用"生物效价"来计算用量，并以"国际单位"（IU）来表示。中药计量单位以克（g）来表示。至于药品的用法，则需根据该药的剂型和特性，注明为口服、肌内注射、静脉用药、外用，及饭前服、饭后服、睡前服等。患者应严格按照说明书注明的方法用药。

（5）不良反应：许多药物在使用过程中会出现各种不同的不良反应，除药物本身的特性外，还与用药者的自身素质、健康状况有关。如过敏体质的人使用青霉素、链霉素容易发生变态（过敏）反应。有些药品口服后会刺激胃肠道引起恶心、呕吐等反应，有些药物对肝、肾有毒性，使用过程中容易引起肝、肾功能损害等，这些不良反应在说明书中应简要注明。

（6）注意事项：为了安全使用药物，必须列出该药的慎用、忌用和禁用对象。

（7）规格：是指该药每片或每支的含量。

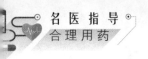
(8) 贮藏:此项为药品保存中的一些要求,多数药品均需避光,密闭并在阴凉干燥处保存。许多生物制品需冷藏或低温保存。

(9) 有效期、保质期或失效期:许多药品均注明有效期,药品超过有效期或达到失效期后则为过期失效。

(10) 批号:药品批号一般表示该药的生产日期。但须注意,一些欧洲国家进口药的年、月、日写法常常倒过来表示,按日、月、年排列,美国进口药大多按月、日、年排列。

怎样理解"剂量""常用量""极量"和"致死量"

药物的不同用量会起到不同的效果,所谓用量就是"剂量",即用药的分量。剂量太小,达不到体内的有效浓度,起不到治疗作用,就称为"无效量"。当剂量增加到出现最佳治疗作用时,这个剂量就叫作治疗量,即"常用量",也就是通常治病时所需的分量。在常用量的基础上再增加剂量,直加至即将出现中毒反应为止,这个量就称为"最大治疗量",也就是"极量"。用药超过极量时,就会引起中毒,这就是"中毒量"。在中毒量的基础上再加大剂量,就会引起死亡,此剂量即称为"致死量"。

怎样理解"慎用""忌用"和"禁用"

(1) 慎用:提醒服药人在服用本药时要小心谨慎,在服用之后要细心地观察有无不良反应出现,如有就必须立即停用,如没有就可继续使用。所以,"慎用"是告诉你要慎重,不是说不能使用。

(2) 忌用:比慎用进了一步,已达到了不适宜使用或应避免使用的程度。标明忌用的药,说明其不良反应比较明确,发生不良后果的可能性很大,但人有个体差异不能一概而论,故用"忌用"一词以示警告。

(3) 禁用:这是对用药的最严厉警告,禁用就是禁止使用。

怎样理解"饭前""饭后"和"睡前服药"

口服药物多在饭前、饭后服用或睡前服用,因用药目的而各不相同,须根据药物吸收、排泄的时间,以及药物对胃肠道是否有刺激而决定。

1. 饭前口服药

饭前由于胃和小肠腔内基本无食物,此时服药,不会受食物的干扰而影响吸收,能迅速而完全地发挥药物的作用。因此,凡是要求药物充分、快速吸收,而无刺激性的药物,均应在饭前口服。饭前口服的药物如下。

(1) 健胃制酸药:如复方氢氧化铝(胃舒平)、钙铋镁、氢氧化铝及中药龙胆大黄合剂等。

(2) 止泻收敛药:如活性炭、碱式碳酸铋、鞣酸蛋白等。

(3) 贵重药品:如十全大补丸、六味地黄丸等。

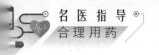

（4）胃肠解痉药：如阿托品、颠茄、止吐泻药等。

（5）利胆药：如硫酸镁、胆盐等。

（6）驱虫药：如哌嗪、甲咪唑等。

2. 饭后口服药

除必须在饭前服下和必须在睡前服下的药物，其余都可在饭后口服。特别是对胃肠道有刺激性的药物，如阿司匹林、水杨酸钠、保泰松、吲哚美辛（消炎痛）、奎宁、硫酸亚铁、三溴片、小檗碱等必须在饭后服；因油类食物有助于吸收的药物，如灰黄霉素，亦应在饭后服；由于饮食而使机体利用度降低的药物，如呋喃妥因、普萘洛尔（心得安）、苯妥英等，最好在饭前 1 小时或饭后 2 小时口服。

3. 睡前口服药

（1）泻药：如大黄、酚酞等，服后 8～12 小时见效，睡前服下，第二天上午排便，较为理想。

（2）催眠药：如水合氯醛、苯巴比妥等，为使适时入睡，可在睡前临时或提前服用。

用药为什么不宜超剂量

某些人认为，剂量越大，见效越快，其作用也越强，对疾病的驱除更有力，其实这是非常错误的。一种药物的用量，是经过严格的科学实验和大量的临床观察而确定的，药物用量超出治疗剂量范围，轻则产生毒性和不良反应，损害人体健康，重则危及生命。专家们认为,一般药物的疗效,不会因为剂量增加而提高,相反只会增加其肝肾功能的排泄负担,损害脏器。统计表明,患者用药后出现的不良反应,90%以上都是由于用药过量而引起的。例如,过量服用四环素或对乙酰氨基酚(扑热息痛),会损害肝脏;链霉素用量过大,可引起头晕、耳聋;庆大霉素用量过大,可引起尿蛋白和血尿等。常用的营养保健药多吃、超剂量服用,同样也没有好处。如超剂量服用鱼肝油或维生素 A,会引起骨痛、皮肤发痒、毛发脱落、食欲减退等症状。中药及中成药也不宜超剂量服用,有小儿因服用超剂量的六神丸而致中毒、休克、死亡的报道。因此,无论是西药还是中成药治疗疾病,只有按医嘱,合理用药,才能起到药到病除、增进健康之用,切不宜超剂量用药。

用药为什么不宜求杂

有些患者生病性急,求治心切,往往八方求医或自购对该病有疗效的药物,因此常会发生用药很杂的现象,少则 3～4 种,多则 7～8 种,甚至十多种药物一起用。多种药物联用,如果配伍不当,加之药物之间的相互作用,不良反应的发生率会成倍地增加,联合用药品种越杂,不良反应率越高。因此,家庭用药中联用多种药物时一定要慎重,必须根据病情的需要,由医生确定,不要自作主张盲目行事。

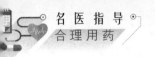
用药为什么不宜求贵

　　药价的贵贱,不是根据药物对某一疾病的疗效而定,而是根据其原料成本、工艺过程、销售环节等因素决定的。如螺旋霉素的售价,约为红霉素的几倍,而它对金黄色葡萄球菌的抗菌作用,仅是红霉素的 1/32;又如十几元的麦迪霉素、头孢菌素(先锋霉素)对感冒的治疗,却不如只有几毛钱的吗啉胍(病毒灵)和对乙酰氨基酚(扑热息痛)有效。当然,不能说贵药都不是好药,贵药对了症,自有贵的价值。比如人参价钱贵,在危急救治方面,与功用相同但价格低廉的党参比,人参的疗效更显著;但用人参去治疗感冒却不仅无效,或许还会带来不良反应。所以,治病不在于药贵不贵,而在于对不对症,治疗对症,疗效显著,吃贵药当然也值得,但如果只片面强调贵药便是好药就错了。

用药为什么不宜求新

　　众所周知,一种新药的问世,尽管经过临床使用,证实有较好的临床疗效,但这些药物中的很大一部分实际效果、毒副作用的实践检验时间不是很长,病例亦有限,难以全面、准确地反映其实际性能。随着时间的推移,其中很大一部分新药由于疗效不佳或毒副作用重而被淘汰。而真正经得起考验的,确能超过原有同类药物疗效的新药,则为数不多。例如20世纪70年代,抗结核新药利福平问世后,当时对它的宣传有的几乎达到了理想化的程度。然而,经过数年的临床实践和基础研究发现,它的抗结核效果仅与异烟肼相当,而价格则是后者的几十倍。在单独应用利福平时,结核杆菌对它极易产生耐药性,使其迅速失效,有的患者使用后甚至出现了肝损害等不良反应。事实证明,一种新药的出现,有一个探索、实践、检验的过程,患者不宜盲目追求。因此,家庭用药切记:对症下药,疗效显著就是好药,切忌一味迷信新药。

家庭用药有哪些注意点

药物本身的作用要一分为二地看,它有治病的一面,同时也可产生不良反应,家庭用药须注意以下几点。

(1) 明确诊断,有的放矢。如发热时先要查清原因,不要随意应用抗菌药物。腹痛原因不明者,切忌打止痛针,否则不仅增加患者负担,更严重的是掩盖症状,延误病情。

(2) 在明确诊断的同时,要了解患者其他并存的疾病及过敏史。例如老年哮喘患者要了解有无高血压史,否则选用肾上腺素治疗,可能会发生危险。心绞痛伴有支气管哮喘的患者,使用普萘洛尔(心得安),可加重支气管痉挛。患有慢性肝病的患者,应避免应用对肝脏有损害的药物,以防进一步损害肝脏,加重病情。对过敏体质及有过敏史的人,用药应特别慎重。对青霉素、

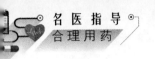

磺胺类药过敏的人,可选用其他抗菌药物。

(3) 注意药物的相互作用。临床上联用两种或两种以上药物的目的,在于能取得更好的疗效。但是如果不考虑药物间的相互作用,就会使药物原有的作用降低,甚至产生不良反应。如磺胺嘧啶钠针剂加入葡萄糖液中,时间稍长即可析出结晶性沉淀。使用氨基糖苷类抗生素时,如同时使用呋塞米(速尿)或依他尼酸,常可加重听神经的损害。氯丙嗪引起的血压过低,如用肾上腺素升压,不但不能使血压上升,反而使血压更加急剧下降。

(4) 不可任意加大剂量或过早停药。患者治病心切,认为多吃药,病好得快,其实不然。如青霉素杀菌浓度以最低抑菌浓度的5~10倍为佳,高于此浓度杀菌能力并不增加,反而会增加毒性反应。哮喘患者服氨茶碱,如果用量过大会使心跳加快,所以用药剂量必须严格遵守医嘱。过早停药,也是治疗失败的重要原因。如治疗结核病需要长期服药,可是有些患者症状稍好一些就不再服药了,结果药物用用停停,疾病迁延不愈,这不仅浪费药物,而且会产生耐药性,增加治疗的难度。

为什么说"头孢就酒,说走就走"？
哪些药物与乙醇合用会导致中毒反应

喝酒应酬本就影响身体健康,如果还在服药期间,更应该格外注意。部分抗生素、降糖药等可与乙醇(酒精)发生中毒反应,建议用药期间以及停药2周内不要饮酒,否则有可能威胁生命。

正在服药的患者一定要警惕双硫仑样反应。双硫仑原本是一种戒酒药物,服用该药后即使饮用少量的酒,身体也会产生严重不适,从而达到戒酒的目的。双硫仑样反应,又称戒酒硫样反应,双硫仑的作用机制在于双硫仑在与乙醇联用时可抑制肝脏中的乙醛脱氢酶,使乙醇在体内氧化为乙醛后不能再继续分解氧化,导致体内乙醛蓄积而产生一系列反应。

可以引起双硫仑样反应的药物有以下几种。头孢菌素如头孢哌酮、拉氧头孢、头孢美唑、头孢孟多、头孢甲肟、头孢替安;其他抗菌药物如甲硝唑、替硝唑、呋喃唑酮、甲苯磺丁脲、氯磺丙脲等也可引起双硫仑样反应,表现为用药并饮酒或含乙醇的饮品甚至用乙醇擦拭皮肤后,出现四肢无力、嗜睡、眩晕、幻觉、头痛、恶心呕吐、胸闷、全身潮红、虚脱、惊厥,甚至血压下降、呼吸抑制、休克等反应。轻者可自行缓解,重者应及时采取必要的措施进行救治,因此患者在使用以上药物前2日应禁酒,且停药后2周要避免饮酒以及服用含有乙醇的饮料和药品。

除了双硫仑样反应,有些药物与乙醇合用会引起中毒反应或其他不良反应。

(1)吗啡:乙醇同吗啡合用会产生协同作用,可能引起中毒,甚至死亡。

(2)镇静催眠药:地西泮、硝西泮、氯硝西泮、三唑仑、巴比妥类及水合氯醛等镇静催眠药与乙醇合用时会引起嗜睡、精神恍惚、昏迷、呼吸衰竭,甚至死亡。

(3)解热镇痛药:阿司匹林、布洛芬、双氯芬酸等,如果服用该类药物时大量饮酒,可使胃肠道黏膜受到药物和乙醇的双重刺激,甚至引起消化道溃疡或出血。

(4) 降糖药:格列苯脲、二甲双胍、胰岛素等用药期间大量饮酒可引起头昏、心慌、出冷汗、手发抖等低血糖反应,严重者可发生低血糖昏迷。

(5) 抗癫痫药:长期饮酒可降低苯妥英钠的浓度和疗效,但服药同时大量饮酒可增加血药浓度;服用丙戊酸钠期间饮酒,可增强中枢抑制作用。

(6) 抗心绞痛药:硝酸异山梨酯、硝酸甘油及硝苯地平等药物在服药期间饮酒可引起血管过度扩张,导致剧烈头痛、血压骤降甚至休克。

(7) 降血压药:硝苯地平、肼苯达嗪、地巴唑等与酒同服,很容易出现低血压。

(8) 抗过敏药:苯海拉明、氯苯那敏、赛庚啶等与酒同服,可引起嗜睡、精神恍惚、昏迷。

(9) 止血和抗凝血药:乙醇可以抑制凝血因子,对抗止血药物的作用,使止血药的作用降低。

(10) 利尿剂:呋塞米、氢氯噻嗪等能通过排尿降低血压,乙醇也有扩张血管作用,服用利尿药的同时饮酒,可能出现头晕、直立性虚脱等症状。

(11) 抗抑郁药:服用丙咪嗪和多塞平等抗抑郁药期间饮酒,中枢神经抑制作用增强。